# 中医婦人科学

中医学教科書シリーズ ❷

主編 辰巳洋

源草社

中医学教科書シリーズ

総序文

　私は北京中医学院（現・北京中医薬大学）を卒業後、勤務した病院で初めての中医師になり、講師を務めることになりました。当時中国は「西学中」（西洋医は中医学を学習する）の政策を実施していた時期でしたが、そんな中での講師への就任でした。病院の講義では、北京中医学院の恩師たちの教え方を真似て、講義の最中に教科書を見ないで済むように、講義内容はすべて暗記しました。また、学生からの質問に困らないよう、多くの参考書に親しみました。これらは人にものを教えるという意味で、とてもよい経験になったと感じています。

　その後日本に渡り、中医学、薬膳学を教える道を20年間歩んできました。

　まず専門学校に勤め、陰陽五行・気血津液・五臓六腑などを手始めに、真っ向から正統派の方法で講義を始めましたが、当時の学生たちに理解は難しく、当然つまらないので講師のほうを向くこともありません。ここはやはりカリキュラムを工夫して教えないとどうしようもないと悟りました。

　その時、病院で行っていた漢方相談のことをふと思い出しました。ほとんどの患者さんが最後に発する質問は、「先生、何を食べたらいいですか？」「食べ物はどうしたらいいですか？」です。こと食事には、皆さんが強い関心をもっていることに改めて気づかされました。

　食事と医学は、中医学からみると「食薬同源」「食医同源」であり、いきなり中医学を教え込むよりも、食事と関わる薬膳から出発したほうが、一般の方たちが馴染みやすく、また受け入れやすいのではないかと考えつきました。そんな経緯もあり本草薬膳学院は設立当初、中医薬膳学からスタートしました。教科書としては『実用中医薬膳学』（東洋学術出版社）、『食薬学』（本草薬膳学院）を刊行し、また、つづく『実用中医学』（源草社）には食材を加えて使いやすいように配慮しました。参考書としての『薬膳素材辞典』（源草社）も上梓しました。

それから15年が経ちました。中医薬膳学から出発した学生たちは身近な食材の性質・味・帰経・効能について修得し、中医学の理論に従い食生活に応用していった結果、中医学の広さと奥深さに対する理解を深め、学習意欲がさらに湧いてきています。臨床と実践を旨とする中医学には継続学習が必要なのです。

　そのことから2015年、本草薬膳学院研究科教科書の『中医臨床基礎学』、『中医内科学』一・二・三巻、『中医外科学』、『中医婦人科学』、『中医小児科学』、『方剤学』一・二巻、『食薬学』の計9冊の制作を計画し、校内教科書、いわば学院生のみが使用する内輪の教科書として刊行しました。学生たちからは、専門的な内容でありながら学習すべき重要ポイントが明確で、わかりやすいと上々の評価を得ています。

　この研究科の教科書シリーズを、より多くの中医薬・薬膳学の学習を志す方々に提供できれば、中医薬・薬膳学の普及と全体のレベルアップにつながるのではとのご意見を、全国のじつに多くの方々からお寄せいただき、この度の出版の運びとなりました。本シリーズが読者の皆様のお役に立てることを切に願っています。

　なお、本シリーズではその性質上、専門用語が多く記載されていますが、初出箇所で極力（　）内で説明するとともに、専門用語の多くは『一語でわかる 中医用語辞典』（源草社）でカバーできるので、参考にされることをおすすめします。

2017年12月

本草薬膳学院学院長　辰巳　洋

中医学教科書シリーズ②　中医婦人科学
# はじめに

　中国・清代に照碑山人が著した『女科医則玄要』に「女子二七天癸至、任脈通、太衝脈盛。天癸者、先天発生、後天充養之陰気、陰気足而任脈通。任脈者、陰脈之海。凡精、血、津、液為其所司、陰海充盛、全身之陰経調也、能妊育胎児者也。衝脈者、五臓六腑之血海、血海贏盛、月事以時下、故太衝脈為月水之本也。婦人以血為主、血旺則経調、故治婦人之病、当以治血調経為先。心主血、肝蔵血、脾統血、凡傷心肝脾者、為経脈之病也」とあり、以下のように女性の体の特徴について述べています。

　　女性は二七－14歳の時に、成長と発育を促進する天癸（てんき）が分泌しはじめ、任脈と衝脈が旺盛となり通じる。任脈は全身の精血・津液を主（つかさど）る陰に属する経脈の源で、月経・妊娠、胎児の成長を主る。衝脈は五臓六腑の血の源で血海といい、充実することで月経が順調に訪れ、月経のもととなる。
　　女性の体では血が最も重要であり、血が充足することで順調な月経が訪れる。そのため女性の病気を治療する際には「治血調経」を優先する。また、月経に関する病気は心肝脾の五臓にも深く関係している。

　女性の一生には月経、妊娠、出産、哺乳など、男性とは異なる生理的特徴があり、「伝種接代」（家を代々継ぐ）の重責を担っています。しかし女性のライフスタイルは昔の「専業主婦」から、社会に出て仕事をする「男女平等」の時代へと変容し、心身ともに負担が大きくなっています。

　中医学では古（いにしえ）から特に女性を重視し、扁鵲、孫思邈、陳自明、傅山などの古代の名医たちは、婦人科の書や論述を多く残しています。

　本書は、本草薬膳学院での婦人科の授業内容を整理し、女性の解剖生理、生理的特徴、病因病機、診断と弁証、治療総論と、各論としては月経病、帯下（おりもの）病、妊娠病、産後病および不妊症などの雑病に関する内容をまとめています。中医臨床の枢要な学科の一つとして皆さまにお勧めする次第です。

　出版にあたり源草社ならびに本学院職員の皆さんに心から謝意を表します。

2018年2月　東京にて<br>
主編者

# 目次

総序文　*1*
はじめに　*3*
参考文献　*10*

## 第1章　中医婦人科学総論　*11*

**概論** ---------------------------------------------------------------- *12*

**女性の解剖生理** ------------------------------------------------------ *13*
  1．内生殖器官　*13*　　　2．外生殖器　*14*

**女性の生理的特徴** ---------------------------------------------------- *14*
  1．月経の生理的概念　*15*　　　2．帯下の生理的概念　*18*
  3．妊娠の生理的概念　*18*　　　4．産育　*19*

**婦人科疾病の病因病機** ------------------------------------------------ *20*
  1．病因　*20*　　　2．病機　*21*

**婦人科の診断と弁証** -------------------------------------------------- *24*
  1．四診　*24*　　　2．弁証の要点　*25*

**婦人科疾病の治療** ---------------------------------------------------- *25*
  1．調補臓腑　*25*　　　2．調理気血　*26*
  3．利湿祛痰　*26*　　　4．調治経脈　*26*
  5．調養胞宮　*26*　　　6．腎－天癸－経絡－胞宮の調節　*26*
  7．解毒殺虫　*26*

● 第1章のポイント　*27*

# 第2章 月経病 〜12病証　29

月経病の概念 ------------------------------------------------------------ 30
   1. よくみられる月経病　*31*　 2. 月経の生理的概念　*31*

## 1 月経先期 ------------------------------------------------------------ 33
  定義　病因病機　*33*
  弁証論治　*34*
   1. 気虚証　*34*　 2. 血熱証　*35*

## 2 月経後期 ------------------------------------------------------------ 38
  定義　病因病機　*38*
  弁証論治　*39*
   1. 腎虚証　*39*　 2. 血虚証　*40*　 3. 血寒証　*41*
   4. 気滞証　*42*

## 3 月経先後不定期 ------------------------------------------------------ 43
  定義　病因病機　*43*
  弁証論治　*44*
   1. 肝鬱証　*44*　 2. 腎虚証（肝鬱腎虚証）　*45*

## 4 月経過多 ------------------------------------------------------------ 47
  定義　病因病機　*47*
  弁証論治　*48*
   1. 気虚証　*48*　 2. 血熱証　*49*　 3. 血瘀証　*49*

## 5 月経過少 ------------------------------------------------------------ 51
  定義　病因病機　*51*
  弁証論治　*52*
   1. 腎虚証　*52*　 2. 血虚証　*53*　 3. 血瘀証　*53*
   4. 痰湿証　*54*

## 6 経期延長 ------------------------------------------------------------ 55
  定義　病因病機　*55*
  弁証論治　*56*
   1. 気虚証　*57*　 2. 血熱証　*57*　 3. 血瘀証　*58*

## 7 経間期出血 ---------------------------------------------------------- 60
  定義　病因病機　*60*

　　　　弁証論治　*61*

　　　　　　1．腎陰虚証　*61*　　2．湿熱証　*62*　　3．血瘀証　*62*

8　閉経 ------------------------------------------------------------------ *64*

　　　　定義　病因病機　*64*

　　　　弁証論治　*65*

　　　　　　1．気血虚弱証　*66*　　2．腎気虧損証　*66*　　3．陰虚血燥証　*67*

　　　　　　4．気滞血瘀証　*68*　　5．痰湿阻滞証　*68*

9　崩漏 ------------------------------------------------------------------ *70*

　　　　定義　病因病機　*70*

　　　　弁証論治　*72*

　　　　　　○出血期の弁証論治

　　　　　　1．脾虚証　*73*　　2．腎虚証　*73*　　3．血熱証　*75*

　　　　　　4．血瘀証　*77*

　　　　　　○出血後の治療

　　　　　　1．止血後の弁証論治　*78*

　　　　　　2．年齢に従った論治　*78*

　　　　　　3．盈虚消長の規律による論治　*79*

　　　　　　4．中西医結合論治　*79*

　　　　　　5．手術治療　*79*

10　痛経 ----------------------------------------------------------------- *80*

　　　　定義　病因病機　*80*

　　　　弁証論治　*82*

　　　　　　1．気滞血瘀証　*82*　　2．寒凝血瘀証　*83*　　3．湿熱瘀阻証　*83*

　　　　　　4．気血虚弱証　*84*　　5．腎気虧損証　*85*

11　経行乳房脹痛 --------------------------------------------------------- *86*

　　　　定義　病因病機　*86*

　　　　弁証論治　*87*

　　　　　　1．肝気鬱結証　*87*　　2．肝腎虧虚証　*88*

12　絶経前後諸証 --------------------------------------------------------- *89*

　　　　定義　病因病機　*89*

　　　　弁証論治　*90*

　　　　　　1．腎陰虚証　*90*　　2．腎陽虚証　*91*　　3．腎陰陽両虚証　*92*

● 第2章のポイント　*94*

# 第3章 帯下病証 〜2病証　*99*

帯下病証の概念 ―――――――――――――――――――――――――――― *100*

1　帯下過多 ―――――――――――――――――――――――――――― *101*

　　　定義　病因病機　*101*

　　　弁証論治　*102*

　　　　　1．脾虚証　*102*　　　2．腎陽虚証　*103*　　　3．陰虚挟湿証　*104*

　　　　　4．湿熱下注証　*104*　　5．熱毒蘊結証　*105*

2　帯下過少 ―――――――――――――――――――――――――――― *106*

　　　定義　病因病機　*106*

　　　弁証論治　*106*

　　　　　1．肝腎虧虚証　*107*　　2．血枯瘀阻証　*107*

● 第3章のポイント　*109*


# 第4章 妊娠病 〜5病証　*111*

1　妊娠悪阻 ―――――――――――――――――――――――――――― *112*

　　　定義　病因病機　*112*

　　　弁証論治　*113*

　　　　　1．脾胃虚弱証　*113*　　2．肝胃不和証　*114*

2　妊娠腹痛 ―――――――――――――――――――――――――――― *116*

　　　定義　病因病機　*116*

　　　弁証論治　*117*

　　　　　1．血虚証　*117*　　　2．気滞証　*117*　　　3．虚寒証　*118*

　　　　　4．血瘀証　*118*

3　胎漏・胎動不安 ―――――――――――――――――――――――――― *120*

　　　定義　病因病機　*120*

　　　弁証論治　*121*

　　　　　1．腎虚証　*121*　　　2．血熱証　*122*　　　3．気血虚弱証　*123*

　　　　　4．血瘀証　*123*

4　滑胎 ―――――――――――――――――――――――――――――― *125*

　　　定義　病因病機　*125*

　　　　　弁証論治　*126*

　　　　　　　1．腎虚証　*126*　　　2．脾腎虚弱証　*128*　　3．気血虚弱証　*129*

　　　　　　　4．血熱証　*129*　　　5．血瘀証　*130*

5　子腫 ------------------------------------------------------------------------------------- *131*

　　　　　定義　病因病機　*131*

　　　　　弁証論治　*132*

　　　　　　　1．脾虚証　*132*　　　2．腎虚証　*133*　　　3．気滞証　*133*

● 第4章のポイント　*135*


# 第5章　産後病 〜5病証　*137*

1　産後発熱 --------------------------------------------------------------------------------- *138*

　　　　　定義　病因病機　*138*

　　　　　弁証論治　*139*

　　　　　　　1．感染邪毒証　*139*　2．外感証　*140*　　　3．血瘀証　*140*

　　　　　　　4．血虚証　*141*

2　産後腹痛 --------------------------------------------------------------------------------- *142*

　　　　　定義　病因病機　*142*

　　　　　弁証論治　*143*

　　　　　　　1．気血両虚証　*143*　2．瘀滞子宮証　*144*

3　産後悪露不絶 --------------------------------------------------------------------------- *145*

　　　　　定義　病因病機　*145*

　　　　　弁証論治　*146*

　　　　　　　1．気虚証　*146*　　　2．血熱証　*146*　　　3．血瘀証　*147*

4　産後血暈 --------------------------------------------------------------------------------- *148*

　　　　　定義　病因病機　*148*

　　　　　弁証論治　*148*

　　　　　　　1．血虚気脱証　*149*　2．瘀阻気閉証　*149*

5　缺乳 ------------------------------------------------------------------------------------- *150*

　　　　　定義　病因病機　*150*

　　　　　弁証論治　*151*

　　　　　　1．気血虚弱証　*151*　　2．肝鬱気滞証　*151*　　3．痰濁阻滞証　*152*

● 第5章のポイント　*153*


# 第6章　雑病～4病証　*155*

1　不妊症 ------------------------------------------------------------------------- *156*

　　　定義　*156*　　病因病機　*157*

　　　弁証論治　*158*

　　　　　1．腎虚証　*158*　　2．肝気鬱結証　*160*　　3．瘀滞胞宮証　*161*

　　　　　4．痰湿内阻証　*161*

2　癥瘕 ---------------------------------------------------------------------------- *163*

　　　定義　病因病機　*163*

　　　弁証論治　*164*

　　　　　1．気滞血瘀証　*164*　　2．痰湿瘀結証　*165*　　3．湿熱瘀阻証　*166*

　　　　　4．腎虚血瘀証　*166*

3　陰痒 ---------------------------------------------------------------------------- *168*

　　　定義　病因病機　*168*

　　　弁証論治　*169*

　　　　　1．肝経湿熱証　*169*　　2．肝腎陰虚証　*170*

4　臓躁 ---------------------------------------------------------------------------- *171*

　　　定義　病因病機　*171*

　　　弁証論治　*171*

　　　　　1．陰血不足証　*171*

● 第6章のポイント　*173*

編集協力
猪俣稔成　中澤美加　服部直美

**参考文献**

婦産科学. 第1版. 湖北中医学院主編. 上海人民出版社. 1974
中医婦科学. 第1版14刷. 羅元愷主編, 層敬光副主編. 上海科学技術出版社. 1986
中医婦科学. 第2版23刷. 張玉珍主編. 中国中医薬出版社. 2011
女科医則玄要. 第1版1刷. 照碑山人著, 李積敏校注. 中医古籍出版社. 2013
女科百問. 第1版4刷. 斉仲甫. 天津科学技術出版社. 2012
傅青主女科. 第1版4刷. 白話解. 人民軍医出版社. 2014

# 第1章 中医婦人科学総論

中医婦人科学とは中医基礎理論と実践を応用して、女性の解剖学・生理機能・病因病機、診断や治療の原則、女性特有の疾病の予防や治療などを研究する臨床学科である。

　中医婦人科学の主な内容には、女性の生殖器官の解剖学・生理機能・病因病機・診断・弁証・治療法のほか、月経・おりもの・妊娠・出産について、また雑病の予防や治療などが含まれる。

## 概論

　中医婦人科学は女性独特の生殖器官の解剖・生理・病理、婦人科疾患の診断・予防・治療を研究していく中で、独自の理論体系を形成してきた。

　五臓では腎・肝・脾や**天癸**(てんき)（天の真陰の気。先天の精気(せいき)、ホルモンのような物質）・気血(けつ)、経絡(けいらく)では衝脈(しょうみゃく)（日本では太衝脈(たいしょうみゃく)ともいう）・任脈(にんみゃく)・督脈(とくみゃく)・帯脈(たいみゃく)、奇恒の腑(きこうのふ)では胞(ほう)脈(みゃく)・胞絡(ほうらく)・胞宮(ほうきゅう)などの組織・器官と女性の生理機能・病理変化の関係を重視し、腎 － 天癸 － 経絡 － 胞宮を軸とした新しい理論体系を構築している。その核心は、「**腎は生殖を主(つかさど)る**」「**女性は肝を先天とする**」「**女性は血(けつ)を基本とする**」ということである。

　女性特有の病気とは、月経・おりもの・妊娠・出産に関連するもの、さらに婦人科雑病などを中心としている。治療の特徴としては、女性の病気は臓腑・天癸・気血・経絡・胞宮の機能失調が多いために「調」を強調し、

腎 － 天癸 － 経絡 － 胞宮

を軸として、調補臓腑・調理気血・調治経絡・調養胞宮などの治療を行う。併せて女性の各時期の生理機能の変化、月経の特徴を総合して治療に当たることになる。

　女性の病気は特に生殖器系統の疾病が多く、性生活と関わりが深いため、月経期間・妊娠期間・出産の期間は性生活を控え、病気を予防していくことが重要である。

# 女性の解剖生理

1. 内生殖器官

　1）胞宮

　**胞宮とは子宮のことで、女子胞・胞臓・子臓ともいう。**位置は帯脈の下部にあり小腹部の正中で、膀胱の後ろ、直腸の前である。子宮は逆洋梨形をした中が空洞の子宮体と、その下部につづく円柱状の子宮頸部からなる。

　胞宮は奇恒の腑の一つで、月経、おりものの分泌、妊娠・分娩、悪露の排出などが主な機能である。腎の命を受け、天癸が主宰し、衝脈・帯脈・督脈・任脈を通して「精気を収納する」ことで脳髄を通し、五臓を連絡して子宮の働き、つまり月経と妊娠の正常な機能を主る。

　また、胞脈・胞絡は胞宮の附属器官で、心気と精・血を胞宮に送り、胞宮の正常な機能を発揮させる働きがある。子宮の成長発育は、腎気の盛衰と直接の関係があり、月経、受胎、妊娠の持続は、肝・心・脾・腎および衝脈・任脈と密接な関係がある。

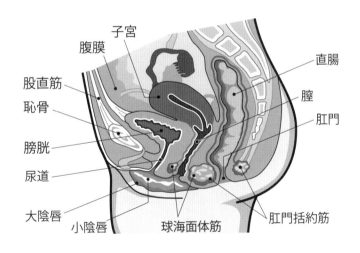

　2）陰道

　**産道とも呼ばれ、胎児を分娩する際の通り道で、位置は子宮と陰戸との間である。**働きは、外邪の侵入を防ぎ、月経やおりものの排出、胎児の分娩や悪露排出の通り道である。陰道は臓腑の精・気・津液の盛衰と関係が深く、特に肝・腎・脾の機能が正常であれば陰道の発育も順調で、潤沢である。

## 2. 外生殖器

### 1）毛際(もうさい)（陰阜(いんふ)）

毛際（陰阜）とは前陰隆起部に生える陰毛のことで、成人女性では、腎気の盛衰を反映している。

### 2）陰戸(いんこ)（四辺(しへん)）

陰戸とは陰唇部のことで、陰道口外の前後左右を特に四辺ともいう。

### 3）玉門(ぎょくもん)

玉門とは陰道口、すなわち膣口のことである。玉門の働きは、外邪侵入を防ぐ門戸であり、月経・おりものを排出する出口であり、陰陽を合する入口であり、さらに胎児の通る産道の出口であり、胎盤・悪露を排出する産門である。

女性生殖器と臓腑の関係は密接である。特に女性器の発育は肝・腎機能を反映しているため、女性器の病気の場合、肝と腎の論治が多くなる。

## 女性の生理的特徴

『黄帝内経(こうていだいけい)』素問(そもん)・上古天真論では、各時期の女性の生理と年齢とを関連づけて、次のように述べている。

| | |
|---|---|
| 7歳 | 腎気が盛んになり、歯が生え変わり毛髪が長く伸びる。 |
| 14歳 | 天癸がいたり（誕生時には微少であった父母より稟けた先天の元気が、成長にともないこの時期にようやく充実してきて、精血が盛になること）、任脈が通じ、太衝脈（衝脈）が盛んになる。そのため月経が始まり、妊娠することが可能になる。 |
| 21歳 | 腎気が安定するため、歯が生えそろい、充実する。 |
| 28歳 | 筋骨が丈夫になり、髪も最も長く伸び、身体が丈夫になる。 |
| 35歳 | 陽明の脈が衰え出し、顔色がくすみはじめ、髪が抜け出す。 |
| 42歳 | 三陽の脈（太陽・少陽・陽明）が顔で衰え出し、顔色がくすみ、白髪が生えてくる。 |
| 49歳 | 任脈が虚となり太衝脈が衰えてわずかになり、天癸が尽き絶経（p.15参照）となるので、身体の形が崩れて老いはじめ、妊娠することができなくなる。 |

## 1. 月経の生理的概念

月経とは、女性が一定の年齢に達すると周期的に子宮から出血することである。その周期は月ごとを示すことが多いので、「月経」と名づけている。

月経が周期的規律的に起こるということは、月経が一定の周期、一定の期間、一定の量、一定の質、一定の色で起こるということで、また一定の時期に初潮が始まり、一定の時期に絶経となることである。

### 1）月経の生理的特徴

① 初潮：生まれて初めての月経。平均年齢は 12 歳。

② 月経周期：21 〜 35 日（平均 28 日）。

③ 経期：約 7 日。

④ 経量：月経には一定の量がある。おおむね 1 回の月経で総量が **50 〜 80ml** となり、月経が始まる日は量が少なく、その後徐々に増加して、2 日目は最も多くなり、それ以降は徐々に減少していく。1 回の月経総量が **80ml 以上を月経過多**という。

⑤ 経色：正常な月経出血の色は暗紅色である。月経が始まったばかりの時期にはやや薄い色だが、徐々に赤みがまし、終わる頃には暗赤紫色になる。気候や居住地域など生活環境が急に変化すると、月経の期間や量にも異常がみられることがあるが、一般的には身体がその状況に適応していくに従って、月経の状態も自然に戻っていく。

⑥ 経質：粘り気がなく、血塊なし、においも強くない。

⑦ 月経期の特徴：月経前は胸が張り、小腹部の墜脹感(ついちょう)（重苦しい感覚）、腰の重だるさ、精神的に波がある。

⑧ 絶経(ぜっけい)：月経の停止。最後の月経が来てから 1 年以上来ない場合を絶経という。平均は 45 〜 55 歳。

⑨ 并月(へいげつ)：身体に病気はないが、月経が 2 ヵ月に 1 度定期的に来る。

⑩ 居経(きょけい)（季経(きけい)）：3 ヵ月に 1 回の周期。月経周期が通常よりも長い。

⑪ 避年(ひねん)：約 1 年に 1 回の周期。居経よりもさらに周期が長い。

⑫ 暗経(あんけい)：生涯月経が起こらない（出血がない）。だが妊娠は可能。

⑬ 激経(げきけい)（盛胎(せいたい)・垢胎(こうたい)）：妊娠初期に起こる症状。妊娠初期にもかかわらず月経が起こる（血が少量出る）。ただし胎児には影響はない。

## 2）月経のメカニズム

　月経とは、成熟した女性に起こる、天癸・臓腑・気血・経絡が協調して子宮で行う生理現象のことである。月経と密接な関係をもつ臓腑は腎・肝・脾であり、経絡では衝脈・任脈・督脈・帯脈である。

① 臓腑との関係

腎：女性の月経を語っていくうえで、最も基礎となる臓腑とは腎である。

- 蔵精（ぞうせい）を主る：腎は精を蔵し、精は気を化生するため、精も気も基本的には腎気に根ざしている。腎には元陰（げんいん）・元陽（げんよう）が宿っており、これが腎陰・腎陽で、人体を維持する根本となる。腎の機能については以下の通りである。

- 生殖を主る：腎気が充実することで天癸が旺盛になり、それが衝脈・任脈に注がれることで充実し、男女ともに生殖能力が発生する。男性の精と女性の精とが合体して陰陽が交わることで生命が誕生するため、腎は生殖を主るといえる。

- 衝脈・任脈の本：腎脈と衝脈が合して旺盛になったものが太衝の脈である。経絡図を見ると、衝脈と任脈の経穴（けいけつ）は腎経と直接交会している。そのため、女性特有の月経も腎の主導を受けていると考えることができる。

- 腎精は気を化して血を生ずる：先天の精は後天の精の本であり、先天の精は後天の精によって絶えず養われている。精は気を化し、気は精を生じ、精はまた血を生じる。そのため精と血は同源であり、互いに養いあっているということになる。この精血（せいけつ）こそが、女性の生理的活動の基本となる物質である。

- 津液を主る：『黄帝内経』素問・逆調論篇には、「腎は水の臓であり、津液を主る」とあり、腎は陰液の盛衰・水液の調節と密接な関係がある。

- 胞（子宮）を繋ぐことを主る：『難経（なんぎょう）』三十六難には、「命門（めいもん）（生命の門、生命エネルギーの元）は諸神精の舎る所であり、原気（げんき）（元気、真気）の繋る所である。男子はここに精を蔵し、女性はここに胞を繋ぐ」とある。子宮の気と腎の気とは互いに通じあっている。

- 腎と脳、その他の臓：腎は女性の月経において重要な位置を占めている。し

かしこの腎の作用は、脳や肝・脾・心・肺等の五臓と協調することで確実に働くようになる。

肝：婦人科の病気は肝とも関係が深い。肝は血を貯蔵し、血流と血量を調節する働きがある。この働きによって「女性は肝を先天とする」肝は疏泄作用（疏とは疏散、離れること。泄は漏らす、外へ排泄すること）を発揮し、気の巡りを促進して情緒を調節することができる。

脾：脾は「後天の本」で水穀精微（飲食物から得られる精気）を運化し、気血を生成する。気の働きによって血が血管内に流れ、血によって月経が充実する。胃は「水穀の海」といわれ、気血が豊かで月経量を保ち、産後の母乳にも関係が深い。

心と肺：心は「血脈を主る」ため、心気の働きで血がスムーズに胞宮に流れ込んで月経を正常に保つことができる。肺は全身の気を主り、気の推動作用（推し動かす作用）は血の流れの基本となる。

② 天癸との関係：天癸は性腺の発育を促す物質で、成長ホルモンや性ホルモンに類似したものだと考えられる。天癸は生まれつき腎に貯蔵されている。水穀精微の滋養を受け、身体の成長とともに腎気が充実すると、天癸が成熟して分泌される。すると衝脈・任脈が通って旺盛となり、気血が充実して、月経が毎月来るようになり、また男女の両精が結合して胎児を育んでいく。その後、加齢とともに身体が老化すると、腎気も衰えて天癸の分泌が少なくなり、絶えていくと絶経となる。

③ 気血との関係：中医学には「女性は血を基本とする」という考え方がある。気は血の帥で、血の流れには気の昇降出入の働きが欠かせないため、気血が調和していることが、正常に月経が起こる条件となる。

④ 経絡との関係：月経と関わる経絡は衝脈・任脈・督脈・帯脈である。衝脈・任脈・督脈の三脈はともに胞中から起こる。

督脈は腎に属し、後背部の正中線を経て頭部まで巡行して脳とつながり、「陽脈の海」といわれ、全身の陽気を主る。

任脈は腹部・胸部の正中線を経て頭部へ向かい「陰脈の海」といわれ、「胞胎を主る」とされ、月経を調節し子宮や胎児と関わる。

衝脈は「血の海」ともいわれ、任脈と衝脈は全身の精・血・津液など陰精を主る。

帯脈は胞宮に絡み、腰周りに帯を巻くようにぐるっと巡って循行するため、任脈・督脈を束ね、気血の巡り、経脈の運行を管理する働きをもっている。

このように、衝脈・任脈・督脈・帯脈は天癸の作用により生理機能と関わり、月経の来潮・維持・調節の働きを主っている。

⑤ 子宮との関係：子宮は胞宮に属し、「血海(けっかい)」といわれ、腎と天癸により調節されている。衝脈・任脈から精・血・津液を注ぎ入れ、それらが旺盛になって溢れてくると周期的に来潮するため、子宮は月経を主るといわれている。

**2. 帯下の生理的概念**

帯下(たいげ)とは、陰道から排泄される生理的な無色無臭で粘り気のある液体のことであり、おりものともいわれる。

**1) 帯下の生理現象と作用**

生理的な帯下は、成熟期の女性では、月経前・経間期・妊娠初期にやや増加し、絶経後に減少する。帯下の働きは陰戸や陰道内を滋潤し充養することである。

**2) 帯下と関係の深い臓腑・経絡**

① 脾腎との関係：帯下は陰液の一種で、腎精から作られ、腎気によって貯蔵・排泄され、子宮から流布し、陰道を潤す。また脾は気血津液の生化(せいか)（作り上げること。生じること）の源で、運化を主り、津液を巡らし、精微を流布して精の余りと結合して帯下として胞宮・陰道に分泌する働きがある。

② 任脈・督脈・帯脈との関係：任脈は胞中から起こり、「陰脈の海」ともいわれ、全身の精・血・津液など陰精を主っている。任脈の働きは、督脈の温化作用、帯脈の約束(やくそく)作用（任脈・督脈を束ね、気血の巡り、経脈の運行を管理する働き）に頼っている。そのため、督脈の陽気が不足すると、任脈の主る精・血・津液の働きが低下し、湿濁する。また、帯脈の任脈・督脈を束ねる働きが低下すると、湿濁が胞中に下注し、帯下病を引き起こしやすい。

**3. 妊娠の生理的概念**

妊娠とは、男女の両精が結合した受精卵が子宮内膜に完全に着床し、胎児を育んで、分娩する過程を指す。

**1) 妊娠のメカニズム**

女性の身体が成熟してくると、月経が始まり妊娠できるようになる。妊娠が起こる機序とは、まず腎気が充実してくると天癸が成熟し、衝脈・任脈が通って旺

盛となり、男女の両精が結合して胎児を構成していく。妊娠の起こる条件の一つは、男性の性機能と精液が正常で、女性も月経と排卵が正常であることである。二つ目は、妊娠するには適当な時期があり、排卵期が妊娠しやすい。三つ目は、妊娠の成否は、精を宿すことで胎児が発育しやすい子宮の状態のになっていることで、それには腎気・天癸・衝脈・任脈・気血の働きが大切である。

### 2) 妊娠期の生理的特徴

① 月経の停止
② 早孕反応：つわり（吐気）、食欲不振、偏食、倦怠感などは妊娠3ヵ月頃には自然になくなっていく。
③ 脈象：妊娠2〜3ヵ月で六脈（左右の寸・関・尺脈）が平脈・滑脈となり、尺部が特に顕著である。
④ 子宮の増大：子宮が妊娠8週になると妊娠前の約2倍、12週になると約3倍に増大し、腹部は膨張して子宮が恥骨結合部に触れるようになる。
⑤ 乳房の変化：乳房が大きくなる。乳頭や乳輪も大きくなり、色が黒くなる。
⑥ 胎心：妊娠4〜5ヵ月から胎児の心音が聞こえ、胎動を感じはじめる。

## 4. 産育

① 分娩：成熟した胎児が母体からすべて娩出される過程。
② 預産期の計算：妊娠期は最後の月経から正常では280日（10ヵ月）。
③ 試胎・弄胎：妊娠8〜9ヵ月に腹中痛がつねにあるものを「試胎」、臨月に陣発性の腹痛があり、腰痛のないものを「弄胎」という。
④ 産褥期：産後、妊婦の臓腑や胞宮が回復する期間は約6週間であるが、これを産褥期と呼ぶ。
⑤ 新産後：産後1週間を「新産後」といい、陰血が極端に消耗しているため、この時期は軽微な発熱、自汗（温度と関係なく昼間に汗をかく）などの症状がみられるが、一般的に短時間で自然に消える。
⑥ 悪露：分娩後、血濁液が子宮から陰道を通って排出されること。一般的には50〜200mlで400mlを越えると産後大出血といわれる。血色は、最初は暗紅色だが、次第に薄い色となり、量も減って3週間前後で消失する。

# 婦人科疾病の病因病機

## 1. 病因

### 1) 寒邪・熱邪・湿邪

外因の「風・寒・暑・火・湿・燥」の六淫邪気、内生の「風・寒・火・湿・燥」の邪気のどちらも婦人科の病気を引き起こすが、中でも最も影響が大きい邪気は寒邪・火邪・湿邪である。

① 寒邪：寒邪は陰邪であり、凝渋・収引の作用があり、陽気を損傷しやすく、気血の運行を不暢（滞りのびやかでないこと）にする。部位では外寒（自然界）と内寒（陽虚）にわけられ、性質では実寒と虚寒にわけられる。寒は気血の運行を失調させ、月経痛、月経不調、閉経（p.64 参照）、おりもの、不妊症、流産、産後の痛みなどの病症の素因となる。

② 熱邪：熱邪（火邪）は陽邪で、炎上・興奮の性質があり、血を動かし、陰を消耗する特徴がある。熱邪は実熱・虚熱・外熱・内熱に分類される。

　実熱：火熱の邪気により経絡気血の流れが乱れ、月経失調、不正出血、出血過多、流産、産後発熱、産後悪露不絶（悪露不尽。p.145 参照）、おりものを起こしやすくなる。

　虚熱：陰虚体質や陰虚陽亢によって陰液を消耗し、経絡の気血が不足するため、月経失調、不正出血、出血量少、午後の微熱、のどの乾きなどを起こしやすくなる。

　外熱：風熱・暑熱・湿熱・燥熱などの外邪の侵入。

　内熱：陽盛体質、辛熱や脂っこい食物の過食、七情過度、臓腑陰陽失調による。

③ 湿邪：湿邪は陰邪で、性質は重濁・粘滞で気機を阻滞しやすい。湿により気の運行が阻滞し、おりもの、不妊症、月経前後のむくみ、下痢などの病症が引き起こされる。湿には外湿と内湿がある。外湿は湿気の多い居住地域、雨に濡れるなどが、内湿は脾気虚・腎気虚・肥満などが原因となる。

### 2) 情志因素

怒・憂・思・悲・驚・恐など情志の失調が原因で気血不和を引き起こし、臓腑機能が失調すると、月経不調、月経痛、不正出血、月経前緊張総合症、流産、不

妊症などの病症が現れる。特に怒・思・恐など３つの情志の失調は婦人科疾病に大きな影響を与える。

### 3）生活因素
① 房労(ぼうろう)・多産：過度な性生活や多産は精・血・気を傷(いた)めやすく、各種の月経病（第２章参照）、おりもの、妊娠病、産後の病気などを引き起こす。
② 飲食：過食などで肥満になると、経絡の気血の流れが停滞し、痰湿(たんしつ)（湿が長期に停留し生じた痰のような病的な代謝物）が生じるため、月経不順、不妊症になりやすい。無理なダイエットや拒食症で精・血・気が虚弱となると、閉経を起こしやすい。辛熱の食物を食べすぎると月経の出血量が多くなり、また月経先期となりやすい。生冷の食物を食べすぎると月経痛・閉経を起こしやすい。
③ 過労：過労は気・精を傷めやすく、特に月経期間に体力的な重労働をすると腎脾を傷めるため、婦人科の病気を引き起こしやすくなる。
④ 外傷：月経期や妊娠中に不注意で転んだり怪我をすると、胞宮・胞脈・胞絡などを直接損傷しやすく、衝脈・任脈が不固(ふこ)（固摂不能(こせつふのう)）となり、崩漏(ほうろう)（p.70参照）、胎動不安(たいどうふあん)、滑胎(かつたい)（p.125参照）、早産などを起こしやすい。

### 4）体質
気虚・血虚・陰虚・陽虚・気滞などの体質は、月経不調、月経痛を引き起こしやすい。瘀血(おけつ)体質・痰湿体質では不妊症になりやすく、陽盛体質の場合は月経の出血量過多になりやすい。

## 2. 病機
女性の生理的機能の最も基礎となるのは臓腑である。特に、精を生ずるということ、気を化すということ、血を生ずるということから、女性の成熟を促して天癸がいたることで、月経が始まり、膣を潤し、妊娠できるようになり、分娩ができ、授乳ができ、産褥期の子宮の回復を促進するのである。以上のように、臓腑の機能が正常に働くことで、女性の生理機能は正常に働くことができる。

### 1）臓腑機能の失調
① 腎の病機：腎気と天癸の至(し)・絶(ぜつ)（始まりと絶えること）および衝脈・任脈の根本は腎気にある。
・腎気不固：腎気虚により蔵精・固摂(こせつ)作用（固摂は引き締めて固める・固定する）

が低下し、月経病、おりもの、妊娠病、産後病、婦人科雑病が発生しやすい。

・腎陽虚：腎陽虚で子宮虚寒になり、陰部の冷え、性機能低下、不妊症、不正出血、月経痛、流産、おりもの、月経期間の下痢、むくみが起こりやすい。

・腎陰虚：精血不足で衝脈・任脈を養えなくなり、月経後期（p.38 参照）、出血量少、閉経（p.64 参照）、陰道乾燥、月経先期（p.33 参照）、不正出血、月経期の発熱が起こりやすい。

② 肝の病機：肝の疏泄と蔵血の働きが失調すると、下記の病証が出現しやすくなる。

・肝気鬱結：月経前の乳房脹痛、月経痛、閉経、月経先後不定期（p.43 参照）、産後母乳不足。

・肝火旺盛：月経頭痛、月経先期、月経過多、経期延長、不正出血。

・肝陽上亢：月経前の頭痛、月経期間・妊娠期間の眩暈、妊娠中毒症。

・肝陰虚：月経眩暈、月経頭痛、妊娠眩暈、妊娠中毒症、更年期障害。

・肝経湿熱：肝鬱脾虚により湿が生まれ、時間が経つと熱に変化し湿熱となる。おりもの、陰部掻痒、不妊症、塊り。

③ 脾の病機：脾の働きが低下し、湿がとどまり、統血（とうけつ）が失調すると下記の症が出現しやすくなる。

・脾不健運：月経後期、出血量少、閉経。

・痰湿内停：閉経、不妊症、塊り。

・脾不統血：月経先期、出血量多、不正出血、子宮脱垂。

④ 心の病機：憂鬱・悲哀・思慮など情緒によって心が主る血脈、養う神志（しんし）の働き（精神・意識・思惟活動）が失調し、心神を傷め、心火と腎水が交流できず、胞脈が閉塞するため、閉経、月経不調、不妊症、臓躁（ぞうそう）（p.171 参照）、産後抑鬱、妊娠心煩などがみられる。

⑤ 肺の病機：肺の陰虚火旺により月経期間の吐血・鼻血、肺失宣粛により妊娠期間の咳、排尿不調と、産後の小便異常などがみられる。

**2）気血失調**

『黄帝内経』霊枢・五音五味篇には、「婦人一生、有余於気、不足於血、以其数脱血也」と記されている。女性は毎月の月経出血、妊娠、産後の授乳などで血を消耗するため、つねに血が不足する状態となり、気とのバランスが崩れてしまうと

いうことである。

① 血分の病機：

- 血虚：出血による血の消耗、精血の不足、血の生成不足などが原因。

    月経後期、出血量少、閉経、月経痛、妊娠腹痛、産後腹痛、産後母乳不足。

- 血瘀：寒熱の影響、虚弱体質・気滞・慢性病などが原因。

    月経痛、閉経、不正出血、産後腹痛、産後悪露不絶（悪露不尽）、塊り。

- 血寒：寒邪・陽虚体質などが原因。

    月経後期、出血量少、閉経、月経痛、不妊症、流産、産後腹痛。

- 血熱：陽盛体質、辛いものや刺激性の強いものなどの飲食習慣、強壮剤の使いすぎ、熱邪気などが原因。

    月経先期、月経過多、月経頭痛、不正出血。

② 気分の病機：

- 気滞：肝気鬱結により衝脈・任脈が阻滞する。

    月経前の乳房脹痛、月経先後不定期、月経痛、閉経、不妊症。

- 気逆：気機の失調により、気が上昇しすぎる。

    月経期間の吐血・鼻血、つわり。

- 気虚：虚弱体質、過労、慢性病などが原因で気が消耗する。

    月経先期、出血量多、不正出血、流産、月経期にかぜをひきやすい、自汗、子宮脱垂。

- 気陥：気虚体質で気が固摂できず、気の昇清ができず、中気（中焦にある脾胃の気。上昇で正常）が下陥してしまう状態。

    崩漏、流産、子宮脱垂。

### 3）衝脈・任脈・督脈・帯脈の損傷

上述の各原因はすべて、衝脈・任脈を傷め、督脈・帯脈の働きを低下させ、胞宮に影響して婦人病を引き起こす。

### 4）まとめ

次頁の図を参照のこと。

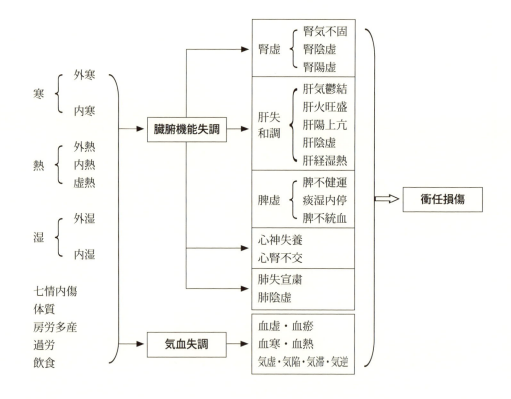

# 婦人科の診断と弁証

婦人科の診察は、一般の診察と同様に望診・問診・聞診・切脈の4つの診断方法を用いる。

1. 四診
   ① 望診：神、顔色、唇、舌象、形体、毛髪、月経、おりもの、悪露、陰部、乳房
   ② 問診：年齢、主訴、現病歴、月経歴、妊娠歴、おりもの、結婚、出産、既往歴、家族歴、個人的な嗜好（飲食など）・仕事・起居
   ③ 聞診：声：音声、ため息、呼吸、咳声、げっぷなど声音から気虚証、肝気鬱結証などを判断する。
      胎心（胎児の心音）：妊娠して約20週後から聞こえる。
      におい：月経、おりもの
   ④ 切脈：脈・皮膚・腹部を診察する。脈の診察は、次の表のようになる。

● 脈診

| 種類 | 切脈期間 | 脈象 |
|---|---|---|
| 月経脈 | 月経前・月経期間 | 滑、また弦滑 |
| 妊娠脈 | 妊娠6週 | 滑有力、滑数、尺部に顕著 |
| 産前脈 | お産の前 | 尺部に顕著 |
| 産後脈 | 産後三・五日 | 緩和 |

## 2. 弁証の要点

### 1）臓腑弁証

① 腎病の弁証：腎の陰陽・精気の病理的特徴としては虚証が主となる。
　　　　　　　腎気虚、腎陰虚、腎陽虚

② 肝病の弁証：疏泄・蔵血の働きの異常で実証が主となる。
　　　　　　　肝鬱気滞、肝鬱化熱、肝経湿熱、肝陽上亢、肝風内動

③ 脾病の弁証：脾の陽気の病理的特徴としては虚証が主となる。
　　　　　　　脾虚血少、脾虚湿盛、脾失統摂、脾虚下陥

### 2）気血弁証

気と血により臓腑・経絡を営養しながら、その働きを正常に保つ。気血の虚損、また気血の運行が異常になると、気病と血病が生じる。

① 気病：気虚・気陥・気鬱・気滞

② 血病：血虚・血瘀・血寒（実寒・虚寒）・血熱（実熱・虚熱）

# 婦人科疾病の治療

　婦人科の治療では、整体の調節を最も重視しているが、局部の治療も重要である。そのため中医学の四診八綱（はっこう）・弁証論治を用いて、女性の生理機能である月経、おりもの、妊娠、出産、雑病の特徴を合わせて考える必要がある。病因病機は、寒熱・虚実・痰湿・抑鬱、さらに虫など何が原因か、また病位は気・血・臓・腑などどこにあるかを分析し、治療方法を求めていく。

## 1. 調補臓腑

各臓腑の陰陽の調節と補益を行う。

① 滋腎補腎：補益腎気、温補腎陽、滋腎填精（益陰）
② 疏肝養肝：疏肝解鬱、養血柔肝、疏肝清熱、疏肝清熱利湿
③ 健脾和胃：補脾法の補気健脾、補気摂血
　　　　　　　健脾法の健脾養血、健脾除湿、健脾升陽
　　　　　　　和胃法の和胃降逆、清胃泄熱

## 2. 調理気血

虚弱な気と血を補益し、気の巡りと血の流れを調節する。
① 補益法：補気養血、補血益気
② 理気法：理気行滞（解鬱・行気・散結・通絡）、調気降逆、補気升提
③ 調血法：補血養血、清熱涼血、清熱解毒、温経散寒、活血化瘀

## 3. 利湿祛痰

体内に停留した痰湿、水湿を取り除く。
① 利水滲湿、清熱利湿、化痰除湿、温化水湿

## 4. 調治経脈

衝脈・任脈・督脈・帯脈の失調を調節しながら補益する。
① 調補気血、温化気血、清泄邪熱、疏通経絡、和胃降衝、扶陽温督、健脾束帯

## 5. 調養胞宮

子宮を温めるか、熱を取り除く。
① 温経暖宮、瀉熱清胞、補養益胞、逐瘀蕩胞、益気固宮

## 6. 腎 − 天癸 − 経絡 − 胞宮の調節

周期を調節する。

## 7. 解毒殺虫

熱毒による不正出血、おりものを治療する。外治法を含む。

# 第1章のポイント

1. 女性の各時期の生理特徴

2. 月経の生理表現
    ①初潮　②月経周期　③経期　④経量　⑤経色　⑧絶経

3. 并月・居経・避年・暗経・激経

4. 月経のメカニズム

5. 帯下の生理表現

6. 帯下と関係の深い臓腑・経絡

7. 妊娠の生理表現
    ①妊娠のメカニズム　②妊娠期の生理表現　③預産期の計算

8. 婦人科疾病の病因
    ①寒邪・熱邪・湿邪　②情志因素　③生活因素　④体質

9. 婦人科疾病の病機
    ①臓腑機能失調　②気血失調　③衝脈・任脈・督脈・帯脈の損傷

10. 婦人科の弁証要点
    ①臓腑弁証　②気血弁証

11. 婦人科疾病の治療
    ①調補臓腑　②調理気血　③利湿祛痰　④調治衝脈・任脈・督脈・帯脈
    ⑤調養胞宮　⑥腎 － 天癸 － 経絡 － 胞宮を調節する　⑦解毒殺虫

# 第2章 月経病 〜12病証

**月経病とは、月経の周期、月経の期間、月経の量、月経の色と質などに異常が起こったり、月経周期に伴って引き起こされる症状、絶経前後に起こる不快な症状などの疾病を指す。**

月経病の病因病機は、外感六淫・内傷七情・房労・飲食不摂など生活面の問題で起こる失調や、先天的な腎気不足など体質面での要素が原因で、**臓腑の機能が失調し、気血が乱れ、衝脈・任脈を損傷して発症する。**

弁証は主に月経の周期・期間・量・色・質および月経周期に伴う症状に基づいて、**四診・八綱**を運用して総合的に分析し、判断する。

月経病の治療原則は**調経**（月経の調整）を重視し、その原則に従い、具体的な方法として**補腎・健脾・疏肝・調理気血**がよく使われる。その中で特に補腎と健脾が最も重要である。『景岳全書』に「調経の要は健脾胃による血液の化源（血を生化する源）の強化と、補腎気による血室（子宮）の安定で、この二つを知っていれば良い」とある。

## 月経病の概念

月経病の弁証論治で大切なことの一つ目は、まず月経病と他病（月経病以外の病気）の関係をはっきりさせることである。他病が原因で月経病になった場合、まず他病を治療する。他病が治ると月経病も自然に治ることが多いためである。逆に月経病が原因で他病を引き起こした場合、先に月経病を治療する。月経病が治ると、他病も自然に治ることが多いためである。

二つ目は、標本緩急に注意することである。例えば、月経痛がひどい場合はまず止痛し、出血が大量の場合はまず止血する。「標」となる症状が落ち着いてから、原因を究明して「本」を治療することが大切である。

三つ目は、月経周期の各段階により用いる中薬に注意を払うことである。例えば、月経中には大寒・大熱に属する中薬は慎重に用いるべきで、月経の直前には疏導（通りをよくする）の中薬をよく用い、補益の中薬は慎重に用いるべきである。月経後には調補の中薬をよく用い、強い攻撃性をもつ中薬は慎重に用いなければならない。

## 1. よくみられる月経病

● よくみられる月経病

|  | 病　症 |
|---|---|
| 月経周期の異常 | 月経先期、月経後期、月経先後不定期 |
| 月経量の異常 | 月経過多、月経過少、閉経、崩漏 |
| 月経期間の異常 | 経行期間延長 |
| 月経周期に伴う病気 | 痛経、月経期間の発熱・頭痛・眩暈・吐血・鼻血・むくみ・下利・情志異常、月経前の乳房脹痛 |

　月経周期の異常には、月経先期（p.33 参照）、月経後期（p.38 参照）、月経先後不定期（p.43 参照）がある。経期の異常には経期延長（p.55 参照）があげられる。経血量の異常は、月経過多（p.47 参照）と月経過少（p.51 参照）が主となる。月経周期、経期、経血の量の異常が重なって現れているものに崩漏（p.70 参照）がある。非生理的な月経の終息には閉経（p.64 参照）がある。月経周期に付随する病症としては、月経前後に起こる諸症状、月経期間の吐血・鼻血、また痛経（p.80 参照）がある。絶経（p.15 参照）前後に現れる病証とは、月経が生理的に終息する前後に現れる諸症状のことである。

　月経に関する病症は血証を主とし、出血の時期・量・色・質において異常が現れる。そのため、月経病の弁証のポイントは、月経の時期・量・色・質・気味・および下腹部の脹満や疼痛ということになる。

## 2. 月経の生理的概念

① 月経の周期・経期：一般的な周期より短くなる場合は、血熱あるいは気虚が多い。月経周期が延びる場合は、血虚や血寒が多い。月経周期が先後不定期（不規則）の場合は、肝鬱や腎虚が多い。月経期間が長引くものは気虚や血熱が多いが、月経期間が短くなるものは血虚や虚寒が多い。

② 経血量：血量が多い場合は血熱あるいは気虚が多いが、量が少ないものは血虚あるいは血寒が多い。

③ 経血の色：色が鮮やかなものや紫紅のものは熱・実に属する。暗紅のものは寒に属し、淡紅のものは虚に属し、暗淡のものは虚寒に属する。

④ 経血の質：粘稠なものは実・熱に属し、清稀なものは虚・寒に属する。瘀塊

のあるものは瘀血である。

⑤ 経血の気味：臭穢なもの（嫌な臭いのするもの）は熱が多く、無臭のものは寒が多い。悪臭（とても嫌な臭い）がひどく嗅ぐこともできないほどのものは瘀血で、腐敗臭のひどいものは、多くは非常に危険な状態である。経血が崩下（ほうげ）（どっと下る）したり漏下（ろうげ）（ダラダラと止まらない）するものの多くは虚証に属するが、熱証に属するものや瘀血に属するものもある。

# 1　月経先期

## 定義

月経先期（げっけいせんき）とは、月経が予定日より7日以上早く、ひどい場合は半月に1回の周期で来るものであり、その状態が2周期以上つづいている疾病をいう。「月経超前」「経早」「経水不及期」などともいわれる。もし月経が予定日よりも5、6日、あるいはそれ以上早く来るものであっても、1回だけたまたま早まり、その次の月経が普通に来るようなものは、月経先期には当たらない。『景岳全書』婦人規篇に、「いわゆる経早とは、毎回だいたいそのように起こるものをいう」「もともと月経が不順で、たまたま月経先期のような状態となるものは、これに含めてはいけない」とある。

月経先期は、周期の異常を主とした月経の疾病であり、月経過多と同時に現れることが多い。この状態が悪化すると、崩漏になることがある。

## 病因病機

月経先期の病因病機は主に気虚と血熱である。気虚では、統血・固摂作用が失調し、衝脈・任脈を固摂できず月経先期となる。血熱では熱が衝脈・任脈を擾し、血海（けっかい）が安定せず、血が妄行（もうこう）して（血流が乱れ）月経が早まる。

### 1. 気虚

虚弱な体質、あるいは過労、慢性病、飲食失調、思慮過度などで脾・腎が気虚となり、その影響を受けて、衝脈・任脈の経血を制約する機能が弱くなり、月経先期となる。

### 2. 血熱

#### 1）陰虚血熱

陰虚体質、あるいは房労（ぼうろう）（過度の性生活で腎精を虧耗（きもう）する）、多産、慢性病などから陰血が虚弱となり、虚熱が生まれ、その虚熱が衝脈・任脈を侵して、衝脈・任脈

の経血を制約する機能が弱くなり、月経先期となる。

### 2）陽盛血熱

陽盛体質、あるいは温燥で辛いものの過食により、内熱が生まれ、その内熱が衝脈・任脈を侵して、衝脈・任脈の経血を制約する機能が弱くなり、月経先期となる。

### 3）肝鬱血熱

憂鬱な性格や情志内傷により肝気鬱結となる。長引くと鬱結した気が熱化し、衝脈・任脈を侵して、衝脈・任脈の経血を制約する機能が弱くなり、月経先期となる。

## 弁証論治

月経先期の弁証では、月経周期が早まること以外にも、経血の量・色・質、また全身症状、舌象・脈象を総合して、実証・虚証・熱証を弁別する必要がある。一般的に、月経周期が早まる以外に、経血量が多く、色は淡紅、質は水っぽく、舌・唇の色は淡、脈弱のものは脾気虚証である。また経血量が多かったり少なかったり、色は淡暗、質は水っぽく、腰膝痠軟(ようしつさんなん)を伴うものは、腎気虚証である。経血量が多く、色が深紅や紫紅で、質が粘稠、舌質紅、脈数有力のものは陽盛血熱証である。

### 1. 気虚証

#### 1）脾気虚証

症状：月経が正常より7〜14日早く来る。経血量多・色薄・質薄。倦怠感、息切れ、懶言、小腹部の下垂感、下痢。舌質淡紅・舌苔薄白、脈細弱。

証候分析：脾は中気と統血を主り、脾気が虚弱になると統血作用が虚弱となり、衝脈・任脈の固摂が失調するため、月経先期となり、経血量が多くなる。気虚火衰で、血を温煦(おんく)（気が体を温め体温を保つこと）できなくなるため血色が薄く、質が薄い。中気不足のため、倦怠感、息切れ、懶言(らんげん)（話すのがおっくう）、小腹部の下垂感がある。脾虚で運化作用が失調するため、下痢がある。舌質淡紅・舌苔薄白、脈細弱は脾虚の証候である。

治法：補脾益気、摂血調経

方薬：補中益気湯(ほちゅうえっきとう)『脾胃論』

　　　　黄耆15～30g、人参・白朮・当帰各9g、陳皮・炙甘草各6g、
　　　　柴胡・升麻各3g
　方意：処方中、黄耆は君薬で益気、人参・白朮・炙甘草は臣薬で補中健脾。当
　　　　帰は補血、陳皮は理気でともに佐薬、升麻・柴胡は昇陽で使薬である。
　　　　下痢の場合、山薬・薏苡仁・砂仁を加える。血量が多い場合は当帰を去
　　　　り、竜骨・牡蠣を加える。動悸、失眠（睡眠・入眠障害）、多夢（睡眠が浅く
　　　　夢を多く見る）、舌質淡・舌苔白、脈細弱など心脾両虚の場合は、帰脾湯『済
　　　　生方』（人参6g、白朮・当帰・白茯苓・黄耆・遠志・竜眼肉・酸棗仁各3g、木香1.5g、
　　　　甘草1g）を用いる。

2）腎気虚証

　症状：月経が正常より7～14日早く来る。経血量多か少・色浅暗・質薄。腰膝
　　　　痠軟、眩暈、耳鳴り、小便頻数、顔色暗く黒っぽい。舌質淡・色暗、舌
　　　　苔薄白、脈沈細。
　証候分析：衝脈・任脈の本は腎であり、腎気が不足すると封蔵（封固蔵閉。貯蔵す
　　　　る・隠すの意）作用が失調し、衝脈・任脈を固摂できず月経先期となり、
　　　　経血量が多い。腎虚で精血が不足するため、経血量は少ない。腎気
　　　　不足になると腎陽も虚弱となり、血を温煦できず、血色が浅暗く、
　　　　質が薄い。腎虚で筋骨を養えず、腰や膝のだるさがある。眩暈、耳
　　　　鳴り、小便頻数、顔色が暗く黒っぽい、舌質淡・色暗、舌苔薄白、
　　　　脈沈細は腎虚の証候である。
　治法：補腎益気、固衝調経
　方薬：固陰煎『景岳全書』
　　　　人参適量、熟地黄9～15g、山薬6g、山茱萸4.5g、遠志2g、
　　　　五味子14粒、菟絲子6～9g、炙甘草3～6g
　方意：処方中、菟絲子は補腎益精気、山茱萸・熟地黄は滋腎益精、山薬・人参・
　　　　甘草は健脾益気、五味子・遠志は交通心腎・心気下通に働く。腰痛がひ
　　　　どい場合は続断・杜仲を加える。夜尿には益智仁を加える。

2. 血熱証

1）陰虚血熱証

　症状：月経が正常より7～14日早く来る。経血量多か少・色赤・質粘稠。五心
　　　　煩熱（両手のひらと両足の裏の熱感と焦燥不安）、顴骨（頬骨）部の赤み、唇赤、

口渇。舌質紅・舌苔少、脈細数。

証候分析：陰虚で内熱があると熱が衝脈・任脈を侵し、衝脈・任脈を固摂できず経血が妄行する（経血の流れが乱れる）ため、月経先期となる。陰虚で血も消耗し、衝脈・任脈を充たせないため、経血量は少ない。もし虚熱があり、熱が血に迫る場合は、経血量は多くなる。血が陰虚内熱で焼灼されるため血色は赤で質は粘稠となる。虚熱が上部に浮上するため、顴骨部の赤み、唇赤などがみられる。五心煩熱、心煩、口とのどが乾く、舌質紅・舌苔少、脈細数は陰虚内熱の証候である。

治法：養陰清熱、養血調経

方薬：両地湯（りょうじとう）『傅青主女科』

　　　生地黄30g、玄参15g、白芍・阿膠各12g、麦門冬・地骨皮各9g

方意：処方中、玄参・麦門冬・生地黄は養陰滋液・壮水以制火に、地骨皮は清虚熱・瀉腎火に、阿膠は滋陰補血に、白芍は養血斂陰に働く。

### 2）陽盛血熱証

症状：月経が正常より7〜14日早く来る。経血量多・色深紫・質粘稠、心煩、顔色赤、口渇、喜冷飲、便秘、尿量少・色濃い。舌質紅・舌苔黄、脈数・滑数。

証候分析：陽が旺盛になると熱となり、熱が衝脈・任脈を侵し、衝脈・任脈を固摂できず経血が妄行するため、月経先期となり、経血量は多い。血が内熱で焼灼されるため血色は深紅か紫紅で質は粘稠となる。内熱が心を侵すためイライラし、熱が津を消耗するため、口が渇いて、冷たいものが飲みたく、便量は少なく色が濃い。舌質紅・舌苔黄、脈数あるいは滑数は裏熱旺盛の証候である。

治法：清熱瀉火、涼血調経

方薬：清経散（せいけいさん）『傅青主女科』

　　　熟地黄15g、地骨皮・白芍・青蒿各12g、茯苓・牡丹皮各9g、黄柏6g

方意：処方中、牡丹皮・青蒿・黄柏は清熱瀉火涼血に、熟地黄・地骨皮は清血熱・滋腎水に、白芍は養血斂陰に、茯苓は行水瀉熱に働く。もし倦怠感、無力感、息切れ、懶言などがあれば、失血したことで気を消耗した血熱兼気虚証であるので、党参・黄耆を加え、健脾益気をはかる。もし月経期の腹痛があり経血に塊りが混じる場合は、血熱兼瘀血証であり、益母草・蒲黄・三七を加え、化瘀止血をはかる。

3）肝鬱化熱証（肝鬱血熱証）

症状：月経が正常より 7 〜 14 日早く来る。経血量多か少・色深紅か紫紅・質濃粘稠・血塊。月経前に乳房・胸脇部・少腹部の脹痛、煩躁、怒りやすい、口苦・口乾。舌質紅・舌苔薄黄、脈弦数。

証候分析：肝の疏泄作用が鬱滞し熱が衝脈・任脈を侵し、衝脈・任脈を固摂できず経血が妄行するため、月経先期となる。肝の疏泄作用が失調して血海を主ることができなくなるため経血量は多かったり少なかったりする。血が内熱で焼灼されるため血色は深紅か紫紅で質は粘稠となる。気滞から血瘀となるため、時には血塊を挟む。肝経の気滞で月経前に乳房、胸脇部および少腹部に脹痛感がある。イライラして怒りっぽい、口が苦くてのどが乾く、舌質紅・舌苔薄黄、脈弦数などは肝鬱化熱の証候である。

治法：疏肝清熱、涼血調経

方薬：丹梔逍遙散（たんししょうようさん）『内科摘要』

柴胡・当帰・白芍・茯苓・白朮各 9g、炙甘草 4.5g、

山梔子・牡丹皮・煨姜各 3g、薄荷 1g

方意：処方中、牡丹皮・山梔子・柴胡は疏肝解鬱・清熱涼血に、当帰・白芍は養血柔肝に、白朮・茯苓・炙甘草は健脾補中に、薄荷は疏達肝気に働く。煨姜は辛熱の性質で血熱証には不適合のため用いない。月経量が多い場合は茜草・地楡を加える。月経不暢（不暢は滞りのびやかでないこと）で血塊を挟む場合は沢蘭・益母草を加える。

## 2 月経後期

### 定義

月経後期(げっけいこうき)とは、月経が予定日より7日以上遅れ、ひどい場合は3～5ヵ月に1回来るもので、その状態が2周期以上つづいている疾病をいう。「月経延後」「月経落後」「経行後期」「経水過期」「経遅」などともいわれる。もし月経の遅れがたまたま1回だけだったり、かなり遅れてもその次の月経は普通に来るものであったり、毎回の遅れが3～5日程度のものであれば月経後期には当たらない。

### 病因病機

本病の発病機序には虚証・実証の分類がある。虚証の多くは腎虚・血虚・虚寒から精血不足となり、衝脈・任脈が充足せず、血海が充たないために月経周期が遅れる。実証の多くは、血寒・気滞などから血行不暢となり、衝脈・任脈が阻滞して血海が充たないために月経周期が遅れる。

#### 1. 腎虚
　先天不足や房労・多産により、腎気を消耗して、精血が不足となり、衝脈・任脈が空虚となって月経が遅れる。

#### 2. 血虚
　体質虚弱や営血不足、あるいは慢性病や出血過多、出産過多などで陰血を消耗したり、あるいは脾気虚弱で気血生化の源が不足したりすると、営血が充足されず、衝脈・任脈が空虚となって月経が遅れる。

#### 3. 血寒
##### 1）虚寒
　陽虚体質だったり、慢性病で陽を消耗したりすると、陽気が不足するため内寒が起こり、臓腑を温養できず生化作用が低下して、気血の不足を招き、衝脈・任

脈が空虚となって血海が充たないために月経が遅れる。

### 2）実寒

月経後や産後に寒邪を外感したり、寒冷の食物を過食したりすると、寒が血液を凝固させて血瘀となり、衝脈・任脈を阻滞して血海が充たされず、月経後期となる。

## 4. 気滞

憂鬱な性格で、気機が鬱滞して血瘀となり、衝脈・任脈を阻滞して血海が充たされず、月経後期となる。

## 弁証論治

月経後期の弁証では月経周期が遅れることのほか、経血の量・色・質や全身症状、舌象・脈象から、虚・実・寒・熱を弁証する。一般的に経血量が少なく、色が暗淡で、質が清稀、腰腿痠軟(ようたいさんなん)のものは腎虚である。経血量が少なく、色は淡で質が稀薄、めまいや心悸(しんき)を伴うものは血虚である。経血量が少なく、色淡、質稀で、小腹に鈍痛を伴い、痛む部位を温めたり押さえるのを好むものは、虚寒である。経血量が少なく、色が暗で塊りがあり、小腹部の冷痛(れいつう)があり、痛む部位を触るのを嫌うものは実寒である。経血量が少ないか正常で、色が暗紅で塊りがあり、小腹部の脹痛があるものは気滞である。

本病の治療では、平時に月経周期を整えることが中心で、「虚であれば之を補い、実であれば之を瀉す」という原則に従って治療する。虚証では補腎養血・温経養血、実証では理気行滞を中心に治療し、虚実錯雑証ではこれらを弁別して治療を行う。本病は虚証・寒証が多いため、辛燥のものや破血の作用のあるものは陰津を消耗し気血を損傷するので過量に用いない。

## 1. 腎虚証

症状：月経が遅れて、経血量少・色暗淡・質稀薄。おりもの清稀、腰膝痠軟、眩暈、耳鳴り、顔色暗い。舌質淡・舌苔薄白、脈沈細。

証候分析：腎虚になると精血が消耗し、衝脈・任脈も虚となり、血海が予定通り充たないために月経が遅れ、経血量が少ない。腎気虚で相火が不足するため、血を温煦(そうか)できず、血色は暗淡で、質が薄い。腎虚で温

化作用が低下すると湿濁が下注して任脈・帯脈が固摂できず、サラサラしたおりものがある。腰膝痠軟、眩暈、耳鳴り、顔色が暗い。舌質淡・舌苔薄白、脈沈細などは腎虚の証候である。

治法：補腎養血調経

方薬：当帰地黄飲『景岳全書』

　　　当帰 15g、熟地黄 25g、山薬・杜仲各 10g、牛膝 7.5g、山茱萸 5g、炙甘草 4g

方意：処方中、当帰・熟地黄・山茱萸は養血益精に、山薬・杜仲は補腎気・固命門に、牛膝は強腰膝・通経血に、甘草は調和諸薬に働く。もし腎気不足が長引き腎陽を傷め、腰膝が冷える場合は、菟絲子・巴戟天・淫羊藿・杜仲などを加え、温腎強腰を強める。おりものの量が多いものには、鹿角霜・金櫻子を加え、温腎固渋止帯をはかる。

## 2. 血虚証

症状：月経が遅れて、経血量少・色淡紅・質薄。小腹部隠痛、倦怠感、眩暈、かすみ目、動悸、失眠、顔色蒼白か萎黄（貧血貌）。舌質淡紅、脈細弱。

証候分析：営血が虚となると衝脈・任脈が充足できず、血海が予定通り充たないために月経が遅れ、血海が十分に充ちていないため経血量が少ない。血虚と精微の不足により、血色は淡紅で、質が薄い。血虚で胞脈が養われず、小腹部に隠痛がある。血虚で上部を栄養できず眩暈、かすみ目、顔色が蒼白か萎黄などがある。血虚で心を養えないため動悸、失眠、舌淡紅がある。血が血管内に充満していないため脈細弱となる。

治法：補血益気調経

方薬：大補元煎『景岳全書』

　　　人参 5～100g、山薬・杜仲各 10g、当帰・枸杞子各 10～15g、熟地黄 10～150g、山茱肉 5g、炙甘草 5～10g

方意：処方中、人参は大補元気に働き、気を生むことで血を長じる。山薬・炙甘草は補脾気に働き、人参の生化の源を滋養する働きを佐ける。当帰は養血活血調経に、熟地黄・枸杞子・山茱萸・杜仲は滋肝腎・益精血に働く。

## 3. 血寒証

### 1) 虚寒証

症状：月経が遅れて、経血量少・色淡紅・質薄。小腹部隠痛、喜暖喜揉（温めることと揉まれることを好む）、腰膝痠軟、小便清長（しょうべんせいちょう）、軟便、四肢の冷え。舌質淡・舌苔薄白、脈沈遅無力。

証候分析：陽気が不足し、陰寒が内盛し臓腑を温養できず、気血生化が不足し衝脈・任脈を充足できず、血海が予定通り充たないために月経が遅れ、経血量が少ない。陽虚で血を温煦できず血色は淡紅で、質が薄い。陽虚で子宮を温煦できず、小腹部に隠痛があり、温めたり揉むのを好む。陽虚で腎気が不足するため腰膝痠軟がある。尿量多・無色、軟便、四肢の冷え、舌質淡・舌苔薄白、脈沈遅無力などは、陽虚による温煦作用の失調から生血・行血が不能となり、血脈が充足できなくなる証候である。

治法：扶陽（ふよう）祛寒調経

方薬：温経湯（うんけいとう）『金匱要略』

呉茱萸・当帰・白芍・阿膠・麦門冬各9g、
川芎・人参・桂枝・牡丹皮・生姜・甘草・半夏各6g

方意：処方中、呉茱萸・桂枝は温経散寒暖宮・通利血脈に、当帰・白芍・阿膠・川芎は養血活血調経に、牡丹皮は祛瘀に、麦門冬・半夏・生姜は潤燥降逆和胃に、人参・甘草は補気和中に働く。腹痛がひどい場合は小茴香・香附子・延胡索を加える。

### 2) 実寒証

症状：月経が遅れて、経血量少・色暗・血塊。小腹冷痛、拒按（きょあん）、温めることをこのむ、四肢の冷え、顔色青白。舌質青紫・舌苔白、脈沈遅。

証候分析：寒邪を外感したり、寒冷の食物を過食したりすると寒が血を凝滞し、衝脈・任脈を渋滞させ、血海が予定通り充たないために月経が遅れる。経血量が少なく、衝脈・任脈を寒凝したため血色が暗く、血塊を挟む。寒邪が胞中に侵入し、気血の運行が不調となり、「不通則痛」（通じないと痛む）により小腹部が冷えて痛み、温めると気血が通るために楽になる。寒邪が体内を阻滞し、陽を体表へ送れないために、四肢が冷えて、顔色が青白い。舌質が青紫色、舌苔が白、脈沈遅は実寒の証候である。

治法：温経散寒調経
方薬：温経湯『婦人大全良方』
　　当帰・川芎・白芍・肉桂・莪朮・牡丹皮各6g、人参・牛膝・甘草各9g
方意：処方中、肉桂は温経散寒に、当帰・川芎は活血調経に、人参は甘温補気に、莪朮・牡丹皮・牛膝は活血祛瘀に、白芍・甘草は緩急止痛に働く。腹痛がひどい場合は小茴香・香附・延胡索を加える。

4. 気滞証

症状：月経が遅れて、経血量少か正常・血色暗紅・質濃・血塊。小腹部・胸脇部・乳房の脹痛、憂鬱。舌苔薄白、脈弦。

証候分析：抑鬱感は肝を傷め、疏泄作用が失調し、気機が不暢となって気滞は血を巡らせず胞宮や血海が予定通り充たないため、月経が遅れて、経血量が少なく、血色が暗紅で、質が濃く、血塊を挟む。体内に寒・熱がないため、血色・量・質が正常になることもある。肝気が鬱滞し、経脈が阻滞するため、小腹部および胸脇部や乳房に脹痛感がある。脈弦は気滞の証候で、もし肝鬱が熱化した場合は、舌質紅・舌苔黄、脈弦数がみられる。

治法：理気行滞調経
方薬：烏薬湯『蘭室秘蔵』
　　烏薬7.5g、香附子10g、当帰5g、木香・炙甘草各2.5g
方意：処方中、烏薬は理気行滞に、香附子は疏肝理気に、木香は行脾胃気滞に、当帰は養血活血に、甘草は調和諸薬に働く。経血量が微量で血塊がある場合は、川芎・丹参・桃仁を加え、活血調経をはかる。小腹部の脹痛がひどい場合は、莪朮・延胡索を加え、理気行滞止痛をはかる。胸脇部や乳房の脹痛感がひどい場合は、柴胡・鬱金・川楝子・王不留行を加え、疏肝解鬱・理気通絡止痛をはかる。

# 3 月経先後不定期

## 定義

月経先後不定期とは、月経周期が不安定で、予定日より7日以上早まったり遅くなったりする状態が、連続して3周期以上つづく疾病をいう。「経行前後無定期」「経行或前或後」「経乱」「乱経」「月経不順」などともいわれる。この疾病は、月経周期が非常に乱れているため、その臨床的な現れ方にも一定の法則はない。予定日通りに2回月経があったかと思うと突然早まり、連続して2回遅れたかと思うと突然予定日通りに月経が起こったりするため、非常に複雑で不安定な月経周期を示す。

この疾病は、月経周期が乱れることが中心で、一般には経血量には変化がないが、悪化すると崩漏や閉経になることもある。

## 病因病機

本病の発病機序は、主に肝・腎機能が低下し、衝脈・任脈が失調して血海を充たす働きが不安定になるものである。

### 1. 肝鬱

肝は蔵血作用があり、血海を主り、疏泄を主宰する。通常は、肝気が条達（気の巡りを調え疏通させる）で疏泄が正常であれば、血海が時期に応じて充たされ、月経周期も正常になる。しかし情志の抑鬱や憤怒などで肝を傷め、疏泄作用が働かず、衝脈・任脈が失調すると、経血が血海に蓄積・満溢する時期が一定にならない。疏泄が過剰になると月経先期となり、疏泄が不足すると月経後期となるため、月経先後不定期となる。

### 2. 腎虚

腎は先天の本で封蔵を主り、経血は腎の働きで排出される。腎気不足、房労、多産、大病や慢性病、絶経前後などで腎を傷め、蔵精と固摂作用の低下、衝脈・任

脈の失調から、経血が血海に蓄積・満溢する時期が不安定となるため、月経先後不定期となる。

　月経先後不定期の発症は、肝腎の機能低下、衝脈・任脈の失調、血海の蓄積・満溢の異常と密接な関係がある。臨床ではさらに、肝腎同病や他臓への影響も考慮しなければならない。例えば肝は腎の子で、肝の疏泄機能失調は「子病及母」から、腎の封蔵作用を失調して、肝腎同病となりやすい。また脾と肝は相克関係にあり、肝病は脾を過剰に克し、脾の気血生化や統血作用、摂血作用を失調させ、肝脾同病を起こしやすく、さらに肝脾腎の同病を招くこともある。そのため月経先期で経血量が多く経期が延長するものは崩漏に、月経後期で経血量が減少するものは閉経に転化しやすく、注意が必要である。

## 弁証論治

　本病では月経の経血量・色・質・脈証を総合的に分析して弁証する。一般的に経血量が不安定で、色は暗紅で血塊があり、少腹部の脹痛がひどいと胸脇部にまで広がる。舌苔は正常、脈弦のものは肝鬱である。経血量が少なく、色が淡で質が清稀、腰部痠痛（腰部がだるく痛む）、舌質が淡で脈細弱のものは腎虚である。治療では疏肝、補腎、衝任気血の調理を中心に、疏肝解鬱調経・補腎調経・疏肝補腎調経など証に従って治療を行う。

### 1. 肝鬱証

　症状：月経が早く来たり遅く来たりする。経血量少か多・色暗紅か紫紅・血塊。胸脇部・乳房・少腹部の脹痛、胸痞、ため息、げっぷ、食欲不振。舌苔薄白か薄黄、脈弦。

　証候分析：情志の異常から肝の疏泄作用、衝脈・任脈が失調し、経血が血海に蓄積・満溢する時期が不安定のため、月経先後不定期となり、経血量が不安定である。気鬱で血が阻滞するため、血塊を挟むこともある。肝脈は少腹部・胸脇部を廻り、肝鬱気滞で経脈不利になると胸脇部・乳房・少腹部に脹痛感が現れる。気鬱で気が巡らないために胸の痞え、ため息があり、肝気の鬱滞が胃を侵すためにげっぷ、食欲不振がある。気鬱化火では経血色は暗紅・紫紅で、舌苔薄黄がみられる。脈弦は肝鬱気滞の証候である。

治法：疏肝解鬱調経
方薬：逍遙散『太平恵民和剤局方』
　　　当帰・茯苓・白芍・白朮・柴胡各9g、炙甘草4.5g、煨姜3g、薄荷1g
方意：処方中、柴胡は疏肝解鬱に、薄荷は疏散条達に、当帰・白芍は養血調経に、白朮・茯苓・炙甘草は健脾和中に、煨姜は温胃行気に働く。これらは疏肝理脾を重視するもので、肝気を巡らし脾気が順調に運化すれば、月経は自ずと調う。

## 2. 腎虚証（肝鬱腎虚証）

症状：月経が早く来たり遅く来たりする。経血量少・色淡暗・質薄。眩暈、耳鳴り、腰骶痠痛（尾骶骨部のだるい痛み）、夜尿多、頻尿。舌質淡・舌苔白、脈沈細弱。

証候分析：腎気が虚弱で封蔵作用が低下すると、衝脈・任脈が失調し、経血が血海に蓄積・満溢する時期が一定しなくなるため、月経先後不定期となる。腎気が虚損し、陰陽の両虚となると、陰の不足は経血量の不足を、陽の不足は経血色の淡さや質の薄さを招く。眩暈、耳鳴り、腰膝痠軟、夜間多尿、頻尿。舌質淡・舌苔白、脈沈細弱は腎気不足の証候である。

治法：補腎調経
方薬：固陰煎『景岳全書』
　　　人参適量、熟地黄9〜15g、山薬6g、山茱萸4.5g、遠志2g、
　　　五味子14粒、炙甘草3〜6g、菟絲子6〜9g
方意：処方中、菟絲子は補腎益精気、山茱萸・熟地黄は滋腎益精、山薬・人参・甘草は健脾益気、五味子・遠志は交通心腎・心気下通に働く。

　月経先後不定期で経血量が多い、あるいは経血量が少ないが不安定、経血色は暗紅か暗淡、血塊がある、月経前や月経中に乳房脹痛、腰膝痠軟、精神疲労、舌質淡・舌苔白、脈弦細など肝鬱腎虚証の場合は、治法は補腎疏肝調経、処方は定経湯を用いる。

方薬：定経湯『傅青主女科』
　　　菟絲子・白芍・当帰各30g、熟地黄・山薬・柴胡各15g、白茯苓9g、
　　　荊芥穂6g

方意：処方中、当帰・白芍は養血柔肝調経に、菟絲子・熟地黄は滋補腎気・補益精血・滋養衝任に、柴胡・荊芥は疏肝解鬱に、山薬・茯苓は健脾和中・通利腎水に働く。

# 4 月経過多

## 定義

月経の周期は変わらないが、経血量が正常と比べ明らかに多くなることを月経過多といい、「経多」「経水過多」ともいう。一般的に経血量は30〜50mlほどが正常だが、**80mlを越えるものは月経過多となる**。また、一定の期間内に月経が自然に止まるのがこの病気の特徴である。経血量が増える原因としては、月経期間が長引いたために結果として経血の量が増加した場合と、月経期間は正常だが経血量が増加した場合の2種類にわけられる。ここでは後者について説明し、前者については「経期延長」の項目で説明する（p.55参照）。

本病は、月経周期や経期の異常とともに現れ、特に月経先期・月経後期・経期延長と併発することが多いが、中でも月経先期に多くみられる。月経周期が正常であるにもかかわらず経血量が崩漏のように涌き出して急に増加するものは、すでに「経崩」の状態になる。これに関しては、崩漏の中で論述する（p.68参照）。

現代医学の排卵型機能性子宮出血、子宮筋腫、子宮内膜症などの病気による月経過多の治療はこの病証を参考にして行う。

## 病因病機

月経過多の主要な病因には気虚・血熱・血瘀などがあり、病機としては衝脈・任脈が安定せず、経血を制約できないことである。

### 1. 気虚

虚弱体質、食事の不摂生、過労、長期の悩み事、大病・慢性病などにより、脾気が損傷して、中気不足となり、衝脈・任脈の経血に対しての制約機能も影響を受け、統血機能が弱まり、月経過多となる。

### 2. 血熱

陽盛体質、辛いもの・燥烈のものの過食、情志鬱滞の熱化、六淫の熱邪などが

原因で血熱となり、衝脈・任脈が血熱に侵されて、経血に対しての制約を失い月経過多となる。

### 3. 血瘀

憂鬱な性格や情志不暢で、気機鬱滞から瘀血となる。あるいは月経後や出産後に瘀血が残り、そこへ外邪が侵入したり性生活が過度だと、瘀血が内停する。すると瘀血が衝脈・任脈にとどまり、新生の血液が衝脈・任脈に入ることができず月経過多となる。

## 弁証論治

本病の弁証では経血色・質・脈証などを総合して、寒・熱・虚・実を弁別する。一般的に、経血量が多く、色が淡で質が稀薄、息切れや無力感があり、舌質淡、脈虚のものは気虚である。経血量が多く、色は鮮紅か紫紅、質は粘稠、口渇、便秘を伴い、舌質紅、脈数のものは血熱である。経血量が多く、色が暗で血塊があり、小腹部の疼痛を伴い、舌質紫、脈渋のものは血瘀である。

治療では、経期を把握し、経期と平時では異なった治療方法を採用する。経期は経血量の減少や失血傷陰の予防を目的として、止血固衝法が中心となる。平時は弁証に従い、益気・清熱・養陰・化瘀などで本治をめざす。温燥や動血（どうけつ）のものは出血量を増加させるため、慎重に用いる。

### 1. 気虚証

症状：経血量多・色淡紅・質薄。疲労感、息切れ、懶言、小腹部の下垂感、顔色白か㿠白。舌質淡・舌苔薄、脈細弱。

証候分析：気虚になると衝脈・任脈の固摂が働かず、経血の制約ができなくなるため経血量が増える。気虚で体内の火が弱く血を赤く化成できないため経血色が淡紅で、質が薄い。気虚で中陽（ちゅうよう）不振（ふしん）となり、疲労感が強く、息切れ、懶言などの症状が現れる。気虚で升提作用が失調するため、小腹部に下垂感がある。顔色が白、舌質淡・舌苔薄、脈細弱は気虚の証候である。

治法：補気摂血固衝

方薬：挙元煎（きょげんせん）『景岳全書』

人参・黄耆各 10 ～ 20g、升麻 4g、炙甘草・白朮各 3 ～ 6g

方意：処方中、人参・黄耆・白朮・炙甘草は補中益気に、升麻は升陽挙陥に働き、補気升陽・固脱摂血の効能がある。本方は、補中益気湯の簡略方でもあり、補気を中心にしており、辛温動血の弊害をなくすため、当帰を抜いている。

## 2. 血熱証

症状：経血量多・色鮮血か深紅・質粘稠・小血塊。口渇、喜冷飲、心煩、多夢、尿黄、便秘。舌質紅・舌苔黄、脈滑数。

証候分析：裏熱が旺盛で、熱邪が衝脈・任脈・血海を侵すと迫血妄行（はくけつもうこう）（血を攻めて血流が乱れる）となり、経血量が増える。血が熱邪に焼灼されて、血色は鮮血か深紅で、質が粘稠となる。血熱が血行を瘀滞し、経脈の巡行を不暢にするため経血の中に小さな血塊がある。熱邪が心を擾すため、イライラ、多夢があり、熱邪が津液を焼き尽くすため、小便黄色、便秘がみられる。舌質紅・舌苔黄、脈滑数は裏熱旺盛の証候である。

治法：清熱涼血、固衝止血

方薬：保陰煎（ほいんせん）『景岳全書』加味

生地黄・熟地黄・白芍各 6g、山薬・続断・黄芩・黄柏各 4.5g、生甘草 3g

方意：処方中、生地黄・熟地黄・白芍は養血斂陰に、黄芩・黄柏は清熱瀉火・直折熱邪に、山薬・続断は補肝腎・固衝任に、甘草は調和諸薬に働く。地楡・茜草・馬歯莧を加え、清熱涼血・化瘀止血をはかるとよい。

## 3. 血瘀証

症状：経血量多・色紫暗・質稀薄、血塊。小腹脹痛。舌質紫暗・瘀点、脈渋。

証候分析：衝脈・任脈に瘀阻（おそ）（瘀血による塞がり。阻滞）があり、新血が経脈に帰れず、月経の際に妄行するため、経血量が多い。瘀血が凝滞しているため、経血色が紫暗色で血塊がある。衝脈・任脈が瘀阻で「不通則痛」のため、月経痛がひどく、普段も小腹脹痛がみられる。舌質紫暗・瘀点、脈渋は瘀血阻滞の証候である。

治法：活血化瘀、固衝止血

方薬：失笑散（しっしょうさん）『和剤局方』

五霊脂・蒲黄各6g

方意：処方中、蒲黄は活血止血、五霊脂は散瘀止痛の働きがあり、二薬を合わせ、活血散瘀・止痛止血の効能がある。益母草・三七・茜草を加えることで、活血祛瘀止血の効能が強化される。

　月経の量は人によって多少の差もあり、また正確に計るのも難しい。臨床では自身の過去と比べるなどして、量の多少を決めてもよい。同時に、伴う症状を重要視して治療原則を決め、処方を選択する。

# 5　月経過少

## 定義

月経過少(げっけいかしょう)とは、月経周期が順調で、**経血量は 20ml より少ない、あるいは出血は 2 日もつづかず、点状出血だけで終わる病証**をいう。「経水渋少」「経量過少」「経少」などとも呼ばれる。

月経過少は、出血の色が綺麗で、経血の量が平常の 30 ～ 50ml より極端に減少しており、ひどい時には 2 日もつづかず、わずかに滴るような状態となる。

この病は、月経周期の異常とともに現れることもあり、月経先期で経血量が少なくなったり、月経後期で経血量が少なくなったりすることもある。

## 病因病機

本病の病機は、虚証・実証がある。虚証では、精虧血少(せいきけっしょう)（精血不足）から衝脈・任脈・血海が虧虚(ききょ)（虧損する）となり、経血が枯渇するため起こる。実証では、瘀血内停や痰湿内生などで痰湿や瘀血が衝脈・任脈・血海を阻滞し、血行が不暢になって月経過少となる。臨床では、腎虚・血虚・血瘀・痰湿がよくみられる。

### 1. 腎虚

先天不足、房労、早婚多産、慢性病などにより腎気が不足し、精血の化生が足りず、血海が充たせなくなり、月経過少となる。

### 2. 血虚

血虚体質や慢性病・出血などで営血が虚となるか、飲食、疲労・倦怠、思慮過度などで脾を傷め、血液の化源が足りないなどから衝脈・任脈・血海の気血も足りなくなり、血海が満溢できず、月経過少となる。

### 3. 血瘀

寒邪に侵されて胞宮に寒が停滞し、血が寒凝するか、あるいは憂鬱の性格で、

情志の激しい変化でバランスが取れず気機鬱滞となるか、また月経期や産後に瘀血が体内にとどまり、血瘀となるなどの原因で、血液が運行不暢となり、血海が満溢できなり、月経過少となる。

4. 痰湿

　痰湿体質で、脾の働きが低下して運化作用が失調し、湿が集まって痰になると、痰が衝脈・任脈を阻滞し、血海が満溢できなり、月経過少となる。

　月経過少の病因病機は虚実に分類できるが、臨床では虚証かあるいは虚証の中に実証を挟むことが多い。例えば、腎陽虚や腎気不足は容易に血瘀を起こしやすいため、腎虚血瘀となる。また血虚では気も虚弱となり、瘀血となりやすい。さらに腎陽不足では脾陽を温煦できず、脾の運化作用を低下させやすいため、脾腎両虚に痰湿を挟むこととなる。また月経過少は月経後期と併発することが多く、悪化すると閉経となることもある。特に、卵巣に負担をかけ老化しやすくなるため、早期に治療することが大切である。

## 弁証論治

　本病では、経血の色・質のほか、腹痛の有無や全身症状、舌象・脈象を総合して虚実を弁別する。虚証では、経血色は淡で質は稀薄、小腹部に脹痛はない。腎虚ではほとんどの場合経血量は少なく、腰膝痠軟、めまい、耳鳴りを伴う。血虚では経血量は次第に少なくなり、めまい、かすみ目、心悸、怔忡などを伴う。実証のものは、経血色が紫暗で質は粘稠、血塊があり、小腹部の脹痛や満悶感があり、多くの場合突然経血量が少なくなる。血瘀では腹痛や舌質紫暗を伴い、痰湿では肥満、おりものが多く質が粘稠などを伴う。
　治療では、虚証では補腎・滋腎や濡養精血によって調経し、精血の消耗を避けるため、攻破法（攻下・瀉下・破血などの方法）は用いない。実証では、活血通利に佐として温経・行気・祛痰を用い、効果がみられたらすぐに治療を中止し、過量や長期的な服用は避ける。虚実錯雑証では、攻補兼施を行う。

1. 腎虚証
　症状：初潮が遅い。平素経血量少か次第に減少、色暗淡・質薄。耳鳴り、眩暈、

腰痛、踵の痛み、夜尿多・頻尿、小腹の冷え。舌質淡・舌苔薄白、脈沈弱。

証候分析：虚弱体質や後天の腎の損傷で腎気を虚損すると、精血も不足となり、衝脈・任脈・血海が虚となるため経血量は少ないか、次第に減ってくる。腎陽虚になると血を赤く化成できないため、経血色が暗淡で、質が薄い。腎虚のため腰痛、踵の痛みがある。精血が不足し、脳髄を充たせなくなるため耳鳴り、眩暈がある。胞系(胞宮・胞脈)は腎に依存し、腎陽不足になると胞宮・胞脈を温煦できなくなり、小腹部が冷える。腎虚では膀胱の固摂ができなくなるため、夜間多尿・頻尿がみられる。舌淡・苔薄白、脈沈弱は腎気不足の証候である。

治法：補腎益精、養血調経

方薬：帰腎丸『景岳全書』

　　　熟地黄240g、山薬・山茱萸・茯苓・枸杞子・杜仲・菟絲子各120g、当帰90g

方意：処方中、杜仲・菟絲子は補益腎気に、熟地黄・山茱萸・枸杞子は滋腎養肝に、山薬・茯苓は健脾和中に、当帰は補血調経に働く。

## 2. 血虚証

症状：経血量少・色淡・質薄。小腹隠痛、眩暈、かすみ目、動悸、顔色萎黄。舌質淡紅・舌苔薄、脈細。

証候分析：営血が衰弱し、衝脈・任脈・血海が充たされないため、月経の量が少ない。血虚で赤色が不足し、精微も不十分なため、経血色が淡で、質が薄い。血虚で胞宮が養えず、小腹部の隠痛がある。顔色が萎黄で、舌が淡紅で苔が薄く、脈細は血虚の証候である。

治法：補血益気調経

方薬：滋血湯『証治準縄・女科』

　　　人参・茯苓・熟地黄・川芎・当帰・白芍・山薬・黄耆各30g

方意：処方中、人参・茯苓・黄耆・山薬は益気健脾・気血生化に、四物湯(熟地黄・川芎・当帰・白芍)は補営養血調経に働き、気が充足すれば血も充ち、自ずと調経できる。

## 3. 血瘀証

症状：経血量少・色紫黒・血塊。小腹脹痛、血塊が出ると痛みが軽くなる。舌

質青紫・瘀点、脈沈弦か沈渋。

証候分析：瘀血が体内に停滞し、衝脈・任脈を阻滞するため月経の量が少なく、色が紫色で、時には血塊を挟み、小腹部の脹痛がある。血塊が出ると、瘀滞が通るために痛みは軽くなる。舌は紫暗色で瘀血点がある、脈沈弦ｋ沈渋は瘀血内停の証候である。

治法：活血化瘀調経

方薬：桃紅四物湯『医宗金鑑・婦科心法要訣』
　　　　熟地黄・白芍・当帰各12g、川芎・桃仁各6g、紅花3g

方意：処方中、桃仁・紅花・川芎は活血祛瘀に、当帰は養血調経・活血止痛に、白芍は柔肝緩急止痛に、熟地黄は補血滋陰に働く。全体で活血化瘀・養血調経の効能がある。


4. 痰湿証

症状：経血量少・色淡紅・質濃で粘膩。肥満気味、胸痞、吐き気、おりものが多い・質粘稠。舌質淡・舌苔白膩、脈滑。

証候分析：痰湿が体内に停滞し、経絡を阻滞して気血の運行が失調し、血海が充たされないため、月経の量が少なく、血色が淡紅で、血質が濃く痰のように粘膩である。痰湿が体内に停滞し、中陽不振を招き、身体が肥満気味で、胸の痞え、吐き気がある。痰湿が下半身に注がれ、任脈・帯脈を傷めるためにおりものが多く質が粘稠である。舌淡・舌苔白膩、脈滑は痰湿内停の証候である。

治法：化痰燥湿調経

方薬：蒼附導痰丸『葉天士女科診治秘方』
　　　　蒼朮・香附子各100g、陳皮・茯苓各75g、
　　　　胆南星・枳殻・半夏・神曲・甘草各50g

方意：処方中、二陳湯（半夏・陳皮・茯苓・甘草）は化痰燥湿・和胃健脾に、蒼朮は燥湿健脾に、香附子・枳殻は理気行滞に、胆南星は燥湿化痰に、神曲は健脾和胃に働く。

# 6 経期延長

## 定義

経期延長（けいきえんちょう）とは、周期は基本的には正常だが、**月経の期間が7日間を越え、ひどい場合は半月ほどにも長引く疾病**をいう。「月水不断」「経事延長」「経漏」とも呼ぶ。

この病は経血量は一般的に多くない、またはやや多い程度のものを指すが、もし経血量の多い状態が同時に現れる場合は、経期延長かつ月経過多であるとする。

月経がだらだらと長期にわたって収まらない場合、悪化して崩漏となる可能性があるので、初期の段階で病状をうまくとらえ、積極的に治療しなければならない。治療時期を逃したり、治療に失敗して慢性化すると、周期・経血量ともにさらに乱れ、必ずより重症な崩漏に転化することになる。

## 病因病機

本病の発病機序は、気虚のため衝脈・任脈の制約を失調するために起こる。熱が衝脈・任脈を擾わし（わずら）血海が安定しない、あるいは衝脈・任脈が瘀阻して血が経脈を循環しないため起こる。臨床では、気虚・血瘀・血熱などがみられる。

### 1. 気虚

虚弱体質があり、食欲不振、思慮過度、疲労・過労などによって脾を傷め中気不足となると、衝脈・任脈を固摂できず、経血を制御できなくなり、経期延長となる。

### 2. 血熱

陰虚体質があり、慢性病から陰を傷める、あるいは多産、産後の損傷、房室不節（ぼうしつふせつ）（月経期間の性生活）などによって陰血が虧耗（きもう）（虧損・消耗）し、陰虚の内熱となり、その熱が衝脈・任脈を擾し、血海が安定せず、経血が妄行して（みだ）（経血の流れが乱れ）月経が長引く。また、陽盛体質で、経血量が多く、出血時間も長いと熱によって

血が消耗し、血の消耗に従い陰も消耗するため、次第に虚熱となっていく。

このほか、月経期や産後の血室（血室とは①子宮②肝③衝脈。ここでは①を指す）が開いている時期に養生をしなかったり、房事を休まなかったりすると、体虚に乗じて湿熱の邪気が侵入して衝脈・任脈を擾し、血海を不安定にして経期延長となる。

### 3. 血瘀

鬱病や怒気で肝を傷め、気鬱から血瘀となる。あるいは邪気が子宮を侵し、同時に邪気によって血瘀を引き起こし、衝脈・任脈や子宮を阻滞して、経血が止まらず経期延長となる。

経期延長の発症には、臓腑・経脈・気血の失調から、衝脈・任脈が固摂できない、あるいは衝脈・任脈を損傷することで、経血の制約作用を失うことが密接に関係している。臨床では、気血同病や多臓同病に注意しなければならない。例えば、虚熱によって経血が妄行し、血の消耗に従い気が消耗すると、気陰両虚となる。また、気虚で血の運行が無力になると、気虚血瘀となる。衝脈・任脈を瘀血が阻滞し、それが慢性化すると、熱化して瘀熱が併存することとなる。脾病が腎におよぶと脾腎同病となり、経血の制約作用を失調すると、月経過多にもなりやすく、治療の時期や方法を誤ると、崩漏へと進行することもある。

## 弁証論治

本病では、経血量・色・質を中心に、全身症状や舌象・脈象を総合的に分析して弁別を行う。一般的に、月経期間が延び、量が多く、色は淡で質が稀薄、倦怠感・無力を伴い、舌質淡、脈弱は気虚である。月経期間の延長、量が少なく色が紅で、質が稀薄、血塊がなく、舌質紅、脈細数は虚熱である。経期が延長し、経血色が醤油のような暗い色で、おりものが多く、下腹部に熱痛を伴い、舌質紅・舌苔黄膩、脈弦数の場合は湿熱である。経期が延長し、経血色は紫暗、血塊があり、小腹痛を伴い、舌質紫暗、脈渋は血瘀である。

治療では、固衝止血調経が大原則で、経期の短縮を大目標に、経期に服薬する。気虚では益気摂血、陰虚血熱では滋陰清熱・安衝寧血、瘀血阻滞では通法（活血化瘀

により止血する。しかし、固渋の方剤は使用しない。

1. **気虚証**

    症状：月経期間延長。経血量多・色淡・質稀。倦怠感、無気力、息切れ、懶言（らんげん）、小腹部下垂感、顔色蒼白。舌質淡・舌苔薄白、脈緩弱。

    証候分析：気虚により衝脈・任脈を固摂できず、経血の制約作用が失調するため、経期が延びて出血量が多くスッキリしない。気虚で体内の火が衰弱し、化血作用が低下するため、経血色は淡で質が稀である。中気不足で、陽気を流布できないため、倦怠感、無気力、息切れ、懶言、小腹部に下垂感、顔色蒼白などがみられる。舌質淡・舌苔薄白、脈緩弱は気虚の証候である。

    治法：補気摂血、固衝調経

    方薬：挙元煎（きょげんせん）『景岳全書』加味

    　　　人参・黄耆各10〜20g、白朮・炙甘草各3〜6g、升麻4g

    方意：処方中、人参・黄耆・白朮・甘草は補中益気に、升麻は昇陽挙陥に働き、補気升陽・固脱摂血の効能がある。加味する阿膠は養血止血に、炒艾叶は暖宮止血に、烏賊骨は固冲止血に働き、全体で補気昇提・固衝止血の効能を高める。

2. **血熱証**

    1) **虚熱証**

    症状：月経期間延長。経血量少・色鮮紅・質が稀、血塊なし。口渇、頬部紅潮、潮熱（ちょうねつ）、五心煩熱。舌質紅・舌苔少、脈細数。

    証候分析：陰虚内熱から、その熱が衝脈・任脈を擾し、血海が安定せず、経血が妄行して月経期間が長い。陰虚で水も消耗しているため、経血量が少なく、質が稀、血塊はない。内火が旺盛のため、経血色は鮮紅である。虚火によって津液を消耗し、上部を潤せないため、口渇がみられる。頬部紅潮、潮熱、手と足の裏の熱感、舌質紅・舌苔少、脈細数は陰虚内熱の証候である。

    治法：養陰清熱止血

    方薬：両地湯（りょうじとう）『傅青主女科』合二至丸『医方集解』（にしがん）

    　　　両地湯：生地黄30g、地骨皮・麦門冬各9g、白芍・阿膠各12g、玄参15g

二至丸：女貞子・旱蓮草各 15g

方意：両地湯の玄参・麦門冬・生地黄は養陰滋液・壮水以制火に、地骨皮は清虚熱・瀉腎火に、阿膠は滋陰補血に、白芍は養血斂陰に働く。二至丸の女貞子・旱蓮草は滋養肝腎・止血に働く。全体で滋陰清熱・止血調経の効能があり、滋陰しても血を滞らせず、止血しても瘀血をとどめない内容になっている。

2）湿熱証

症状：月経期間延長。経血量は多くない・色褐色・質粘稠。おりものが多い・色赤白か黄、下腹部熱痛感。舌質紅・舌苔黄膩、脈濡数。

証候分析：湿熱の邪気が衝脈・任脈にとどまり、血海を不安定にするため、月経期間が延びる。経血色は褐色で粘稠、おりものが多く色は赤白か黄、下腹部に熱痛感。舌質紅・苔苔黄膩、脈濡数などは湿熱蘊結衝任の証候である。

治法：清熱祛湿、化瘀止血

方薬：固経丸『医学入門』加味

　　黄芩・白芍・亀板各 30g、椿根皮 21g、黄柏 9g、香附子 7.5g

方意：処方中、黄芩・椿根皮・黄柏は清熱瀉火に、亀板は滋陰清熱化瘀に、白芍は養陰止血に、香附子は行気和血化瘀に働き、全体で清熱祛湿・化瘀止血の効能がある。敗醤草・魚腥草を加え、清熱祛湿をはかる。

3. 血瘀証

症状：月経期間延長。経血量多か少・色紫黒・血塊。月経痛、拒按。舌質暗紫・瘀斑・瘀点、脈弦遅。

証候分析：瘀血が衝脈・任脈を阻滞し、新血を安定できず、月経期間が延びて、経血量は多い時少ない時のどちらもある。また、瘀血により気血の運行が不暢で「不通則痛」から月経中に小腹部が痛み、触れることを嫌い、経血色は紫がかった赤黒い色で、血塊がある。舌質は暗い紫色で瘀斑・瘀点があり、脈弦遅は瘀血の証候である。

治法：活血祛瘀止血

方薬：桃紅四物湯『医宗金鑑』合失笑散『和剤局方』

　　桃紅四物湯：熟地黄・白芍・当帰各 12g、川芎・桃仁各 6g、紅花 3g

　　失笑散：五霊脂・蒲黄各 6g

方意：桃紅四物湯の桃仁・紅花・川芎は活血祛瘀に、熟地黄は補血滋陰に、当帰は補血調経・活血止痛に、白芍は柔肝緩急止痛に働き、失笑散の蒲黄は活血止血に、五霊脂は散瘀止痛に働く。全体で、活血化瘀止血の効能がある。

# 7　経間期出血

## 定義

　経間期出血(けいかんきしゅっけつ)とは、月経と月経の間に周期的に現れる陰道からの少量の出血をいう。この病は、臨床所見に基づいて名づけられたもので、現代医学の「排卵期出血」にも近いが、歴代の医籍にはこの症状に関する記載はほとんどみられない。わずかに月経先期あるいは不正出血に対して論治していく中で触れられている程度で、確立した病名はなかった。

## 病因病機

　古人は早い時期から、女性の月経周期における気血陰陽の変化のリズムと、自然界の潮の満ち引きや月の満ち欠けなどの規律とが一致していることを知っていた。人体や生物の周期的なリズムの変化は、陰陽の消長・転化のリズムに符合していることを理解していたのである。経間期とは、月経後に身体が陰から陽に、虚から盛へ転じる時期である。月経の来潮とは前月経周期の結果ともいえる。つまり新しい周期の始まりとは、月経が終了後、血海が空虚となり陰精が不足するが、月経周期によって陰血が次第に増え、精血が充足してくると、陰の充実に伴い精が気を化生するため、次第に陰から陽に転じて、排卵が起こるということである。これは月経周期の中で、最も大切な転化の一つである。この時、陰陽の調整機能が正常に働くものは、この変化にも難なく適応し、特別な症状はみられない。しかし、腎陰不足・湿熱内蘊・瘀阻胞絡などがあると、陽気内動時（陰から陽に転じる時）に陰陽の転化に対応できず、陰絡を傷めやすく、さらに損傷は衝脈・任脈におよび、血海の固摂作用が失調して経間期出血を発症する。

### 1. 腎陰虚

　先天的な腎気不足や天癸未盛があり、房労や多産により腎を傷めたり、あるいはストレスや思慮過度によって腎陰偏虚となって、虚火により精を消耗して、精血が虧損となり、虚火と陽気が相絡まって、陰絡を傷め、衝脈・任脈を固摂でき

ず、陰道出血が起きる。さらに陰虚が長期化し、損傷が陽気にもおよぶと統摂作用（とうせつ）が完全に失調し、血海を固摂できず、出血がくり返し起こるようになる。

## 2. 湿熱

多くは精神的疲労やストレスなどによって肝気鬱結から脾胃を傷め、水穀精微を精血に化生できず、逆に集まって湿となり、任脈・帯脈に入り、熱化してしまう。そこにさらに排卵期に陽気が内動して、湿熱が内蘊（ないうん）（貯留する）を引き起こし、熱が衝脈・任脈・子宮を傷めて出血が起こる。

## 3. 血瘀

体質が虚弱なうえに、月経や出産で瘀血が停留し、胞絡を阻滞したり、あるいは七情によって気機鬱滞となり、長引くと瘀血が形成され、排卵時に陽気が内動し、瘀血とともに血絡を傷め、血が経脈の中を循環できず、出血が起きる。

## 弁証論治

経間期出血では主に、経血量・色・血質と全身症状に注目して弁別を行う。経血量が少なく血色が鮮紅、質が粘稠であれば腎陰虚である。経血量が多かったり少なかったり、色は赤白を兼ねて、質が粘稠であれば湿熱である。経血量が少なく、血色は暗紅で小さな血塊があれば血瘀である。臨床では患者の体質・全身症状・舌象・脈象・基礎体温表などを考慮して、確実な証型を弁証し、治療方針を立てなければならない。

本病の治療では、月経後の治療を重視し、滋腎養血を中心とする。もし熱を兼ねていれば清熱、湿を兼ねていれば除湿、瘀血を兼ねていれば化瘀などを合わせて行うが、本病の病理的・生理的特徴をしっかりと把握して、陰陽互根の関係を理解し、陰が病めば必ず陽におよぶため、滋陰だけでなく適切な補陽の薬物も選択して加えていく。出血時には弁証論治を前提として、相応する固衝止血薬を加え、陰陽、気血を調和することも大切である。

## 1. 腎陰虚証

症状：経間期出血。経血量少かやや多い・色鮮紅・質やや粘稠。眩暈、腰痠（ようさん）（腰のだるさ）、睡眠不安、五心煩熱、尿黄、便秘。舌体痩小・舌質紅、脈細数。

証候分析：経間期の排卵時、陽気が内動するが、もし腎陰虚であれば虚火が内生し、虚火と陽気が結合して陰絡を損傷し、衝脈・任脈を固摂できず、陰道出血が起こる。陰虚陽動のため、色は鮮紅で五心煩熱がみられる。腰がだるい、寝つきが悪い、舌質紅、脈細数などは腎陰虚損の証候である。

治法：滋腎養陰、固衝止血

方薬：両地湯(りょうじとう)『傅青主女科』合二至丸(にしがん)『医方集解』

両地湯：生地黄 30g、地骨皮・麦門冬各 9g、白芍・阿膠各 12g、玄参 15g

二至丸：女貞子・旱蓮草各 15g

方意：両地湯の玄参・麦門冬・生地黄は養陰滋液・壮水以制火に、地骨皮は清虚熱・瀉腎火に、阿膠は滋陰補血に、白芍は養血斂陰に働く。二至丸の女貞子・旱蓮草は滋養肝腎・止血に働く。全体で滋陰清熱・止血調経の効能があり、滋陰しても血を滞らせず、止血しても瘀血をとどめない内容になっている。

2. 湿熱証

症状：経間期出血。経血量やや多い・色深紅・質粘稠、おりもの多・黄色、小腹痛、疲労感、関節痠痛(さんつう)、胸痞、煩躁、口苦・口乾、食欲不振、尿量少・色赤。舌質紅・舌苔黄膩、脈細弦か滑数。

証候分析：湿邪が衝脈・任脈・胞絡を阻滞して熱化し、経間期の陽気内動の時、内蘊する湿熱を引動し、衝脈・任脈・血海の固摂作用に影響して、膣からやや多量の出血が起こり、湿熱と血が結合して経血色は深紅で粘稠、血塊はない。湿熱が鬱滞して瘀血により不通となり、小腹部が時に痛む。湿熱が下焦に注ぎ、任脈・帯脈の制約作用を失調させるため、おりものが多く色は黄色である。湿熱が薫蒸する(くんじょう)(蒸される)ため、胸の痞え感、イライラ、口の中が苦い、のどが乾燥する。湿邪が絡脈を阻滞するため、疲労感があり、関節がだるく痛む。舌質紅・舌苔黄膩、脈細弦または滑数は湿熱の証候である。

治法：清利湿熱、固衝止血

方薬：清肝止淋湯(せいかんしりんとう)『傅青主女科』加減

白芍・当帰各 30g、生地黄 15g、阿膠・牡丹皮各 9g、黄柏・牛膝各 6g、香附子 3g、紅棗 25g、小黒豆 30g

方意：処方中、当帰・白芍・黒豆は養血柔肝に、生地黄は涼血清肝に、牡丹皮は清肝瀉火に、制香附子は疏肝解鬱に、黄柏は清熱燥湿に、牛膝は引薬下行に働く。小薊は清熱止血に、茯苓は利水滲湿に活かせるため加える。原処方では用いる阿膠・紅棗には補肝血の働きがあり、湿熱困脾には不利に働くため去る。

## 3. 血瘀証

症状：経間期出血。経血量少あるいは量が一定でない・色紫黒・血塊。少腹脹痛か刺痛、鬱状態、胸痞、煩躁。舌質紫・紫斑、脈細弦。

証候分析：瘀血が衝脈・任脈・胞絡を阻滞し、経間期の陽気内動の時、脈絡を損傷して血が経脈内を循環せず、血海が固摂しないため出血がある。経血色が紫黒で血塊があるのは、瘀阻胞脈の現れで、そのため少腹部の疼痛がみられる。瘀血が気機を阻滞して不暢となるため、気分が落ち込み鬱になる。舌質紫で紫斑があり、脈細弦は瘀血の証候である。

治法：化瘀止血

方薬：逐瘀止血湯『傅青主女科』

　　　生地黄30g、亀板・大黄・赤芍各9g、牡丹皮3g、
　　　当帰尾・枳殻各15g、桃仁10粒

方意：処方中、生地黄は清熱涼血、当帰尾・赤芍・桃仁は祛瘀止痛、牡丹皮は行血瀉火、大黄は涼血逐瘀下滞、亀板は養陰化瘀に働き、枳殻は滌蕩瘀滞を強くする。全体で活血祛瘀・養陰止血の効能がある。

# 8 閉経

## 定義

閉経(へいけい)とは、16歳を過ぎてもまだ月経が来なかったり、月経が周期的に来るようになったにもかかわらず6ヵ月以上月経が止まっているもの、月経が停止してから3月経周期を超える疾病をいう。このうち、前者を「**原発性閉経**」と呼び、後者を「**継発性閉経**」と呼ぶ。また中医学では「経閉」「不月」「月事不来」「経水不通」ともいう。日本でいういわゆる閉経とは異なる用語で、日本でいう閉経は中医学では前述のように絶経と呼ばれる。

思春期前・妊娠期・哺乳期、月経が終了する時期（絶経期）や、初潮が始まってから1年以内の時期には月経が止まることがあるが、これらはすべて生理的な範囲のものであるから、閉経としてはとらえない。

また、先天的な生殖器官の発育異常や後天的な器質性の無月経で、薬物療法に頼らずに効果をあげることがあるが、これらは本章の範囲ではない。

閉経は婦人科においてよくみられる症状の一つであり、軽いものでも健康に対して影響があるため、よく注意しなければならない。

## 病因病機

月経の来潮には臓腑・天癸・気血・衝脈・任脈などの協調作用が必要で、その結果が胞宮で起こる。腎・天癸・衝脈・任脈・胞宮は月経を起こす主要な環境であり、この中の一つでも機能が失調すると血海を充たすことができない。その主な原因は、虚実にほかならない。虚証では腎気不足で衝脈・任脈の虧虚(ききょ)が多いが、ほかにも肝腎が虚損して精血が不足する、脾胃虚弱のために気血の源が欠乏する、陰虚血燥で精血が虚損するなどが原因で、衝脈・任脈・血海が空虚となり、血液を流す源が枯渇するために閉経となる。実証では、原因として気血の阻滞が多いが、ほかにも痰湿が下焦に流注し、血流を不暢にして衝脈・任脈や血海を阻滞し、経血を下行できず閉経となる、などがある。

## 1. 気血虚弱

　気血不足の体質で、ストレスや飲食などによって脾胃を傷め、生化不足、営血虧虚となる。また出産後の大量出血や慢性病が長引いたり、あるいは寄生虫や病原菌をもつ虫に噛まれるなどして気血を傷め消耗したりすると、肝腎が失養して、血海が空虚となり、閉経となる。

## 2. 腎気虧虚

　月経の来潮は腎の機能と密接な関係がある。先天性の稟賦不足（稟賦は生まれつきの性質）で、精気が充実していないため、ホルモンのような天癸が未発達だと決まった時期に天癸の分泌がなされず、衝脈が充たされずに任脈は不通となり、その結果閉経となる。

## 3. 陰虚血燥

　陰血不足の体質だったり、あるいは失血により陰を傷めたり、または慢性病や大病で営陰が虧耗すると、虚火が上炎し、津液が不生となり、血海が枯渇して閉経となる。

## 4. 気滞血瘀

　七情により、肝が疏泄作用を失調して、気が行れば血も行り気が結すれば血も滞ることから、瘀血ができ、それにより脈道が塞がる。あるいは寒邪が血脈を凝滞させ衝脈・任脈が不通となり、血海を充たすことができなくなり閉経となる。

## 5. 痰湿阻滞

　脾虚の体質だったり、飲食によって脾を傷め、脾虚となったりすることで、正常に運化機能が働かなくなり閉経となる。腎虚では、化気行水ができなくなるため、水湿が体内にとどまり、湿が集まって痰となるか、あるいはもともと痰湿の体質だと、衝脈・任脈に痰湿が阻滞して気血の運行が通じなくなり、閉経となる。

## 弁証論治

　閉経の弁証では、まず月経病なのかその他の病気なのかを判断しなければならない。月経病であれば、全身症状、既往歴、舌象・脈象などを合わせて考え、虚

実を明確に分析しなければならない。

閉経の治療は、虚証であれば「補って通す」、実証であれば「瀉して通す」ことが原則となる。虚実挟雑（きょうざつ）の場合は、攻法の中に養法を加え、補法の中に通法を入れ、月経周期の規律を組み立て、改善していくことが大切である。

### 1. 気血虚弱証

症状：月経周期が遅延して、経血量少・色淡紅・質稀薄・次第に閉経。疲労、無気力、納少（のうしょう）（食べる量が少ない）、眩暈、かすみ目、心悸、息切れ、顔色萎黄。舌質淡・舌苔薄白、脈細弱無力。

証候分析：脾胃を傷め、気血生化の源が不足したり、慢性病や大病で営血を消耗すると気虚となり、衝脈・任脈が決まった時期に充たされなくなるため、月経の周期が遅延し、経血量が少なく、血色が淡紅で質が稀薄となる。臓腑の気血がさらに消耗すると血海も空虚となり、月経を起こす血液がなくなるため、次第に閉経となっていく。疲労、無気力、食少、めまい、かすみ目、心悸、息切れ、顔色萎黄、舌質淡・舌苔薄白、脈細弱無力などは気血虚弱の証候である。

治法：益気養血調経

方薬：人参養栄湯（にんじょうえいとう）『太平恵民和剤局方』

人参・黄耆・白朮・当帰・桂心・炙甘草・橘皮各30g、熟地黄9g、遠志15g、白芍90g、五味子・茯苓各4g

方意：処方中、人参は大補元気で君薬、黄耆・白朮・茯苓・炙甘草を配合して補中益気をはかり、気血生化の源を補う。当帰・熟地黄・白芍は補血和営調経に、陳皮は理気行滞に、遠志・五味子は寧心安神に、肉桂は温陽和営・振奮陽気に働き、諸薬を合わせて気血双補・気充血旺の効能によって、血海を充足して月経を通行する。

### 2. 腎気虧損証

症状：月経が来ないか初潮が遅い、月経が止まる、月経周期が遅れる、経血量が減少し次第に閉経となっていく。あるいは虚弱体質で発育が遅くて不十分、腰膝痠軟、眩暈、耳鳴り、倦怠感、無力感、夜尿多。舌質淡・舌苔薄白、脈沈細。

証候分析：先天の稟賦不足で腎気が充実していないと精気や天癸も充たされず、

16歳になっても月経が来ないか、通常よりも初潮が遅く来る。全身の発育が遅く、第二次性徴期に発育が不十分である。腎気が虧虚だと衝脈・任脈を損傷し、血海が空虚になるため、月経が止まったり、月経の周期がどんどん遅れ次第に閉経となっていく。腰膝痠軟、眩暈、耳鳴り、倦怠感、無力感があり、夜尿が多い。舌質淡・舌苔薄白、脈沈細は腎気虧虚の証候である。

治法：補腎益気、調理衝任

方薬：加減蓯蓉菟絲子丸『中医婦科治療学』加味

　　　熟地黄・肉蓯蓉・覆盆子・当帰・枸杞子・桑寄生・菟絲子・艾葉 各等分

方意：処方中、肉蓯蓉は温補腎気に、菟絲子は補養益陰・補腎填精・補腎気助陽に、覆盆子は補精養血に、熟地黄・枸杞子は養血滋陰・補精益髓に、当帰は養血活血調経に、桑寄生・艾葉は補腎通絡に働く。淫羊藿・紫河車を加え、温補腎気・補精養血の働きを高める。

### 3. 陰虚血燥証

症状：月経周期が遅れ、経血量少・色赤・質粘稠・次第に閉経となっていく。五心煩熱、頬赤、唇乾、盗汗（寝汗）、骨蒸癆熱（慢性消耗性疾病に伴って現れる発熱）、空咳、喀血。舌質紅・舌苔少、脈細数。

証候分析：陰血が不足した状態が長引くと、虚熱が内生し、火が旺盛になって水が枯渇し、血海も次第に枯渇してしまうため、月経の周期が遅れ、経血量は少なく、色は赤で質は粘稠、次第に閉経となっていく。陰虚が長引くと内火が生まれるため、五心煩熱があり、頬が赤く唇が乾燥し、盗汗、ひどいと骨が蒸されるように体の奥から熱がわき出るように感じる。熱が肺経を傷めるため、空咳の際に血が混じる。舌質紅・舌苔少、脈細数は陰虚血燥の証候である。

治法：養陰清熱調経

方薬：加減一陰煎『景岳全書』加味

　　　生地黄・白芍・麦門冬各6g、熟地黄9〜15g、炙甘草1.5〜2.1g、知母・地骨皮各3g

方意：処方中、生地黄・熟地黄は滋養腎陰・清解血熱に、麦門冬は養陰清熱に、地骨皮・知母は養陰除骨蒸癆熱に、白芍は滋補精血に、炙甘草は健脾和中・調和諸薬に働く。加える丹参は活血調経に、女貞子・黄精は滋補精血に、

制香附子は理気活血調経に働く。全体で滋腎陰・降泄虚火の効果があり、腎水を充足して、虚火を降ろし、衝脈・任脈を調整し、月経を起こす。

### 4. 気滞血瘀証

症状：閉経、胸脇部・乳房の脹痛、鬱状態、少腹脹痛、拒按、煩躁、怒りやすい、舌質暗紅・瘀点、脈沈弦。

証候分析：気は巡っていることが正常だが、情志が抑鬱となると、気機が鬱滞し、血行が阻滞して瘀血が衝脈・任脈を阻滞して胞脈も滞るため、月経が止まり、少腹部の脹痛、拒按がみられる。胸脇部・乳房の脹痛、鬱状態があり、煩躁、怒りやすい、舌質暗紅・瘀点、脈沈弦などは気滞血瘀の証候である。

治法：理気活血、祛瘀通経

方薬：血府逐瘀湯（けっぷちくおとう）『医林改錯』

桃仁 12g、紅花・当帰・生地黄・牛膝各 9g、枳殻・赤芍各 6g、川芎・桔梗各 5g、柴胡・炙甘草各 3g

方意：処方中、桃仁・紅花・当帰・生地黄・川芎・赤芍は桃紅四物湯である。桃仁・紅花は活血化瘀に働き、血行を通暢させ、衝脈・任脈の瘀阻を改善して月経を起こす。四物湯は養血調経に働き、四逆散（柴胡・赤芍・枳殻・甘草）を配合することで、疏肝理気解鬱の効果を高め、気を巡らせて血も巡らせる。桔梗は胸郭の結気を開き、牛膝は瘀血を下行させる。諸薬を合わせて活血化瘀養血・理気解鬱の効能があり、気血を流暢にして衝脈・任脈の瘀阻を消散する。気血が通れば月経も正常になっていく。

### 5. 痰湿阻滞証

症状：月経が遅れ、経血量少・色淡・質粘稠・次第に閉経となっていく。肥満、胸痞、疲労、倦怠感、納少（のうしょう）、痰多、おりもの多・色白。舌苔膩、脈滑。

証候分析：脾虚で運化作用が失調し、湿が集まって痰となるか、あるいはもともと肥満体質で痰湿が体内に多いと、痰湿が下半身に注がれ、衝脈・任脈を阻滞し血海を充たすことを阻むため、月経が遅れ、経血量が少なく色は淡く質は粘稠、次第に閉経となっていく。痰湿が胸脇部に停滞すると、胸の痞え感や違和感があり、食少で、痰が多い。湿が脾陽の運化を阻滞するため、疲労・倦怠感があり、肥満体質となる。

　　　　　痰湿が任帯脈を傷めると、おりものが多くなる、おりものの色は白い。
　　　　　舌苔膩、脈滑は痰湿内盛の証候である。
治法：健脾燥湿化痰、活血調経
方薬：四君子湯『太平恵民和剤局方』合蒼附導痰丸『葉天士女科診治秘方』加味
　　　四君子湯：人参・炙甘草各6g、白朮・茯苓各9g
　　　蒼附導痰丸：蒼朮・香附子各100g、陳皮・茯苓各75g、
　　　　　　　　　胆南星・枳殻・半夏・神曲・甘草各50g
方意：四君子湯は健脾益気に働き、脾胃を健運（運化を健やかにする）にし、痰湿を内生させない。処方中、人参は補脾気・補元気に、白朮は補気健脾燥湿に、茯苓は健脾滲湿に、炙甘草は調中益気に働く。蒼附導痰丸は、燥湿健脾・行気燥湿に働き、痰湿阻滞による閉経を治療する。処方中、蒼朮・茯苓は健脾燥湿に、半夏・胆南星は燥湿化痰に、香附子・枳殻は疏理気機に、陳皮は化痰醒脾に、神曲は消食導滞に、甘草は調和諸薬に働く。当帰・川芎を加えて活血通経をはかるとよい。

## 9 崩漏

### 定義

　崩漏とは、月経期間ではないのに陰道から突然大量に出血したり、ダラダラと少量の出血が持続したりする疾病のことをいう。突然大量に出血するものを「崩中」「経崩」といい、ダラダラと間断なくつづく出血を「漏下」「経漏」という。このように「崩」と「漏」とは意味は異なっているが、両者は相互に転化したり、症状が交代で現れたりして、その病因病機は基本的に同じであるため、合わせて「崩漏」と呼んでいる。

　崩漏は婦人科でよくみられる難病であり、かつ急性の重病である。崩漏は初潮から絶経にいたるどの年代でも発症し、臨床的にもよい治療効果をあげることが難しく、急激にその陰血を消耗していくため、全身の健康状態にも大きな悪影響を与える。

　伝統的には、陰道から血が下る証で、その血の勢いが崩漏のような状態であれば、すべて「崩漏」の範疇に属すると考えられてきた。そして崩漏は、「月経が甚だしく乱れている状態」であると考えられてきた。しかし、もし崩漏を月経の範疇に入れようとするのであれば、「崩漏は陰道からの出血を指していう」「しかしこれは多種の婦人科疾患において共通してみられる症状である」と指摘しなければならない。

　このように崩漏に関して基本的な概念が定まっていない点も多い。崩漏についての病因病理や弁証論治などについての説明も、確かな規範に従ったものとはなっていなかった。そのため本章では、崩漏に関する記載と臨床的な実践に基づいて、崩漏の範囲を月経の疾病の範囲に定めることとする。そしてその他の疾病における崩漏に似た下血症は、それに関係する項で論じることとし、崩漏の範囲には属さないものとする。

### 病因病機

　崩漏の発病は腎 ― 天癸 ― 衝脈・任脈 ― 胞宮の系統の失調に深く関わってい

る。衝脈・任脈の損傷により経血を制約できなくなり、胞宮の貯蔵と排泄が失調し崩漏となる。

よくみられる病因・病機には、脾虚・腎虚・血熱・血瘀がある。

## 1. 脾虚

脾虚の体質があり、飲食不節・思慮過度・疲労や過労などによって脾気を損傷し、統血作用が低下するために崩漏となる。

## 2. 腎虚

先天的な腎気不足、若年女性で腎気未盛であり天癸が充実していない、房労や多産で腎気を消耗する、慢性病や大病が腎におよぶ、女性が49歳となり腎気が衰弱し天癸が枯渇する、などさまざまな原因で腎気虚となると、封蔵作用が失調し、衝脈・任脈を固摂できず、経血を制約できなくなり、子宮の蔵瀉作用が失調して崩漏を発症する。また、もともと陽虚であれば、命門（めいもん）の火が衰弱し、あるいは崩漏が長引くと、陰損が陽におよび、陽が陰を統摂できず、封蔵作用が失調して、衝脈・任脈を固摂できず、経血を制約できなくなり、崩漏となる。もともと腎陰虧虚であったり、房労・多産などで真陰を消耗するすると、陰虚で陽気を守れず、虚火から血が動き回り、血流が妄行して（乱れ）、子宮の蔵瀉作用が無力となり、崩漏にいたる。

## 3. 血熱

もともと陽盛血熱や陰虚内熱の体質で、過労やストレスなどで七情が内傷しあるいは、ストレスにより肝気の昇発と疏泄ができずに気が滞り、鬱状態が長期化して熱性症状が現れる。あるいは湿熱邪気により衝脈・任脈が血熱に侵されて崩漏となる。

## 4. 血瘀

七情の内傷、気滞血瘀、あるいは熱による焼灼・寒による凝滞・虚による阻滞・月経中や産後の損傷・房室不節によって血不帰経となり崩漏になる。

## 弁証論治

　崩漏の弁証では、まず虚実を考える。虚証の多くは、脾虚・腎虚で、実証の多くは血熱・血瘀となる。崩漏の主証は血証で、病気は長期化しやすく、くり返し発症しやすいため、臨床ではまず出血期と止血後にわけて弁証する。

　一般的に、出血期の多くは**標証**か**虚実挟雑証**で、出血が止まった後は**本証**か**虚証**となることが多い。出血期には出血の**量・色・質**の特徴を観察し、**虚・実・寒・熱**を弁証する。経血が月経期以外に多量に激しく出血し、つづいてダラダラと出血が止まらなくなり、色は鮮紅か深紅、質が粘稠なものは、多くは熱証に属する。経血が月経期以外に多量に激しく出血し、つづいてダラダラと出血が止まらなくなり、経血の色が淡、質が稀の場合、多くは虚証に属する。月経期以外に、経血の出血が不安定で、多量に出る時や全く出ない時があり、色は紫暗で血塊がある場合は、血瘀証に属する。経血が月経期以外に多量に激しく出血し、また崩漏の症状が長引いて、血色は淡暗で質が稀な場合は、寒証に属する。このように、臨床においては、全身症状や脈象、必要な検査の結果を総合的に分析する必要がある。

　崩漏の治療では、発病の緩急や出血の新旧によって、「急であればその標を治療し、緩であればその本を治療する」という原則に従って、的確に病状を把握し、「**塞流**（さいりゅう）」「**澄源**（ちょうげん）」「**復旧**（ふっきゅう）」という崩漏治療の三法を臨機応変に行う必要がある。

　「**塞流**」とは止血のことで、「崩」の症状が激しい際、急であれば流れを塞ぎ、止血防脱を行うことである。

　「**澄源**」とは正本清源（せいほんせいげん）（根本から問題を解決する）のことで、求因治本（病因を探り、本を治療する）を行う、崩漏治療の重要な段階のことである。一般的には、出血が軽減した後の弁証論治である。その際は寒涼剤や温補剤ばかりを投与したり、あるいは収渋作用の薬剤だけを投与したりはせず、状況に応じて治療する必要がある。

　「**復旧**」とは、固本善後（こほんぜんご）（症状改善以後、本を固める）のことで、崩漏を完治させるうえで最も重要な治療段階である。出血が止まった後の健康回復には、年齢の違いに従い、月経周期の調整や排卵の促進など、それぞれの治療法を選択する必要がある。治療原則は、身体を正常に回復させる目的で、補腎・扶脾・疏肝の三経（腎経・脾経・肝経）を同時に調整し、偏重があればその経を重視する。

治崩三法はそれぞれ違いはあるが、きっちりと分離して治療を行うのではなく、臨床では臨機応変に使いこなす必要がある。「塞流」は「澄源」と相性がよく、「澄源」では「固本」も必要で、「復旧」では病因を追及する必要がある。具体的な崩漏治療については、出血期と止血後にきっちりとわけ、それぞれ異なった弁証論治を行う必要がある。

## ○ 出血期の弁証論治

### 1. 脾虚証

症状：崩漏。経血色淡紅・質清稀。顔色萎黄か眈白、疲れ、息切れ、顔・四肢の浮腫、小腹部の墜脹感（ついちょう）、四肢不温、食欲不振、下痢。舌質淡・舌体胖大・舌辺歯痕・舌苔白、脈沈弱。

証候分析：脾虚で中気虚弱となり、中気が下陥して衝脈・任脈を固摂できず、統血作用も失調するため、経血が月経期間以外に大量に出血し止まらない、あるいは経血量は少ないがダラダラと長期にわたってつづく。気虚で温煦する火が不足するため、血色は淡紅で質は清稀。疲れやすく、息切れがあり、小腹部に墜脹感がある。舌淡胖大・舌辺歯痕・舌苔白、脈沈弱は脾虚気弱の証候である。

治法：補気摂血、固衝止崩

方薬：固本止崩湯（こほんしほうとう）『傅青主女科』

　　　熟地黄・白朮各50g、当帰25g、黄耆・人参各15g、黒姜10g

方意：処方中、人参・黄耆は大補元気・昇陽固本に、白朮は健脾で資血之源・統血帰経の働きがある。熟地黄は滋陰養血に、黒姜は引血帰経・補火温陽収斂に、当帰は気血両補に働く。

### 2. 腎虚証

#### 1) 腎気虚証

症状：思春期・絶経間近の女性に多く見られる崩漏、崩から漏へ、漏から崩へとくり返し症状が起こる。経血色淡紅か淡暗・質清稀。顔色が暗い、目の周りが暗い、小腹部の墜脹感と痛み、腰脊痠軟（ようせきさんなん）、夜尿多、軟便。舌質淡暗・舌苔白潤、脈沈弱。

証候分析：思春期の女性は腎気が成熟しておらず、また更年期では腎気が虚弱になり、あるいは房労や多産の女性は腎気が消耗しており、そのた

め封蔵作用が失調し、衝脈・任脈の固摂ができず、経血を制約できなくなり、経期が乱れ、経血が大量に出血して止まらない、あるいは経血量は少ないがダラダラと長期にわたってつづき、血色は淡紅あるいは淡暗・質清稀。腰脊痠軟、舌質淡暗・舌苔白潤、脈沈弱は腎気虚証の証候である。

治法：補腎益血、固衝止血
方薬：加減蓯蓉菟絲子丸『中医婦科治療学』加味

   熟地黄・肉蓯蓉・覆盆子・当帰・枸杞子・桑寄生・菟絲子・艾葉 各等分

方意：処方中、肉蓯蓉・覆盆子は温補腎気に、菟絲子は補陽益陰・陰陽双補に、熟地黄は滋腎益陰に、枸杞子・桑寄生は補肝腎に、当帰は補血活血・引血帰経に、艾葉は固衝・摂血に働く。加える党参・黄耆は補気摂血に、阿膠は補血・固衝・摂血に働く。

## 2）腎陽虚証

症状：崩漏、あるいは数ヵ月月経が来なかった後、突如経血が大量に出血して止まらない。経血色淡紅か淡暗・質清稀。顔色が暗いか㿠白、目の周りが暗い、四肢の冷え、畏寒、腰膝痠軟、尿量多、夜尿多。舌質淡暗・舌苔白潤、脈沈細無力。

証候分析：腎陽が衰弱して、陽が陰を固摂できず、封蔵作用が失調して、衝脈・任脈を固摂できなくなるため、経血が大量に出血して止まらない、あるいは経血量は少ないがダラダラと長期にわたってつづく。腎陽虚で血を温煦できないため、血色は淡紅あるいは淡暗で質は清稀。四肢の冷え、畏寒、腰膝痠軟、小便清長、夜尿が多い、眼窩の隈が深い。舌質淡暗・舌苔白潤、脈沈細無力は腎陽不足の証候である。

治法：温腎益気、固衝止血
方薬：右帰丸『景岳全書』加味

   熟地黄 240g、山薬・菟絲子・鹿角膠・杜仲各 120g、
   山茱萸・枸杞子・当帰各 90g、肉桂 60g、附子 60〜180g

方意：処方中、熟地黄は補真陰に、附子・肉桂は温補真陽に、枸杞子は補腎益精・養肝に、山薬は補腎益精・健脾に、山茱萸は補益肝腎に、杜仲は温補肝腎に、鹿角膠は温補真陽・塡精に、菟絲子は陰陽双補・補腎益精に、当帰は養肝補血に働く。加味する党参・黄耆は補気摂血に、三七は化瘀止血に働き、全体で温腎益気・固衝止血の効果がある。

### 3) 腎陰虚証

症状：崩漏、あるいは数ヵ月月経が来なかった後、突如経血が大量に出血して止まらない。経経血色鮮紅・質やや粘稠。頭暈、頬赤、耳鳴り、腰膝痠軟、五心煩熱、不眠。舌質紅・裂紋・舌苔少、脈細数。

証候分析：腎水が虚衰となり、衝脈・任脈を固摂できないため、経血量は少ないがダラダラと長期にわたってつづく。あるいは数ヵ月月経が来なかった後、突如経血が大量に出血して止まらない。陰虚内熱のため、経血色鮮紅・質やや粘稠。頭暈、頬赤、耳鳴り、腰膝痠軟、五心煩熱、不眠。舌質紅・舌苔少あるいは裂紋、脈細数などは腎陰虚の証候である。

治法：滋腎益陰、固衝止血

方薬：左帰丸『景岳全書』合二至丸『医方集解』か滋陰固気湯『羅元愷論医集』

左帰丸：熟地黄240g、山茱肉・菟絲子・亀板膠・鹿角膠・枸杞子・山薬各120g、牛膝90g

二至丸：女貞子・旱蓮草各15g

滋陰固気湯：山茱萸・菟絲子・党参・黄耆・白朮・炙甘草・阿膠・鹿角霜・何首烏・白芍・続断 各等分

方意：左帰丸は真陰腎水不足を治療し、左腎の元陰を補うことで、精血を自ずと充たしていく。処方中、熟地黄・山薬・山茱萸は「三補」で滋補肝腎に働き、亀甲膠で補任脈之虚を、鹿角膠で補督脈之弱を行い、合わせて腎の陰陽を補う。党参・黄耆・白朮・炙甘草は補気固気止血に、枸杞子・菟絲子・女貞子・旱蓮草は補肝腎・益衝任に、川牛膝は補肝腎・活血に、白芍・阿膠・何首烏を加え、養血柔肝をはかる。

## 3. 血熱証

### 1) 虚熱証

症状：崩漏、経血色鮮紅。頬赤、口乾、口渇、煩熱、五心煩熱、不眠、便秘。舌質紅・舌苔少、脈細数。

証候分析：陰虚内熱で、熱が衝脈・任脈・血海を擾乱するため、月経周期が不安定で、経血量は少ないがダラダラとつづくか、量が多く激しい。熱が陰血を焼灼するため、経血色は鮮紅。頬が赤い、のどや口が渇く、煩熱、不眠、便結。舌質紅・舌苔少、脈細数は陰虚内熱の証候である。

治法：養陰清熱、固衝止血
方薬：上下相資湯『石室秘録・燥証門』
　　　熟地黄・麦門冬各 50g、山茱萸・玉竹・沙参・当帰・牛膝各 25g、
　　　車前子 5g、北五味子 10g、人参・玄参 15g
方意：処方中、熟地黄・山茱萸は君薬で滋腎養陰に働き、人参・沙参は臣薬で益気潤肺に、玄参・麦冬・玉竹は増液滋水降火に、五味子は上潤肺陰・益気生津に、当帰は養血に、車前子は利水清肝瀉熱に、牛膝は補肝腎に働く。
　　　処方内に滋水作用のある増液湯（玄参30g、麦門冬24g、生地黄24g）の方意が含まれ、さらに生脈飲の方意もあるため、益気養陰止血・清心除煩安神の効果もある。すべてを合わせて滋腎を主に、潤肺を佐薬に加え、上部の肺陰を滋養し、下部の腎水を補う。肺と腎は五行では母子関係にあり、母子を相互に補い、上下を潤して、精生液長、血生津還（精を生み、液を長じて、血を生み、津を還す）を行う。そのため、養陰清熱、固衝止血の効能がある。

2）実熱証
症状：崩漏。経血色深紅・質粘稠。口渇、煩熱、尿赤、便秘。舌質紅・舌苔黄、脈滑数。
証候分析：実熱が体内で鬱滞し、衝脈・任脈を損傷し、血海が溢れ出して、血行が妄行するため、月経周期が不安定で、経血が突然暴発するように流れ出し、あるいは出血がダラダラとつづく。血が熱で焼灼され、血色が深紅で質は粘稠である。のどが渇く、煩熱、尿赤、便秘。舌質紅・舌苔黄、脈滑数は実熱内蘊の証候である。
治法：清熱涼血、固衝止血
方薬：清熱固経湯『簡明中医婦科学』
　　　亀板 40g（研粗末, 先煎）、牡蠣粉 25g（包煎）、
　　　阿膠・生地黄・地骨皮・地楡片・生藕節各 25g、
　　　焦山梔子・生黄芩・陳棕櫚炭各 15g、生甘草 4g
方意：処方中、黄芩・山梔子は清熱瀉火に、生地黄・地楡・生藕節は清熱涼血・固衝止血に、地骨皮・亀板・牡蠣は育陰潜陽に、亀板はまた補任脈之虚・化瘀生新に、阿膠は補血止血に、棕櫚炭は収渋止血に、生甘草は調和諸薬に働く。

## 4. 血瘀証

症状：崩漏。経血色暗・血塊。舌質紫暗・舌尖や舌辺に瘀斑・瘀点、脈弦細・渋。

証候分析：衝脈・任脈・子宮に瘀血が阻滞し、新血が安定しないため、突然の不正出血があり、あるいは慢性的な出血がつづく。瘀血は時に集まり、時に散るため、経血量は時に多く、時に少ない。あるいは、時に出血し、時に止まり、治癒しづらい。経血色は暗く、血塊がある。舌質紫暗、舌尖や舌辺に瘀斑・瘀点があり、脈弦細・渋は血瘀の証候である。

治法：活血化瘀、固衝止血

方薬：逐瘀止血湯『傅青主女科』あるいは将軍斬関湯『中華名中医治病嚢秘』

逐瘀止血湯：生地黄50g、大黄・赤芍・亀板各15g、牡丹皮5g、桃仁10粒、当帰尾・枳殻各25g

将軍斬関湯：熟軍炭3g、仙鶴草18g、
　　　　　　巴戟天・茯神・蒲黄・阿膠・炒当帰・生地黄・熟地黄・焦穀芽各9g、
　　　　　　白朮・黄耆各4.5g

方意：逐瘀止血湯の生地黄は清熱涼血に、当帰尾・赤芍・桃仁は祛瘀止痛に、牡丹皮は行血瀉火に、大黄は涼血逐瘀下滞に、枳実は滌蕩瘀滞の効能を強くし、亀板は養陰化瘀に働く。

　臨床においてつねに考えなければならない、また解決しなければならない問題は、出血を止めるにはどうすればよいかということである。まず、弁証論治は正確であるか。崩漏は、上述の証が単独で起こったとしても病機は複雑なため、つねに多臓を損傷し、気血・経絡同病を起こす。また病機が転化したり、併病も多い。崩漏が長引くと陰血が激しく消耗し、血の消耗に従い気陰も消耗するため、気陰両虚に転化しやすい。また、陰の損傷が陽におよび、「血崩は長引くと寒化」してさらに崩漏が悪化する。また、瘀血は衝脈・任脈を阻滞し、子宮の貯蔵を遅らせる。

　さらに、崩漏が長引いてくると、血室が開いたままなので、正気が回復する前に邪毒が虚に乗じて子宮に宿りやすく、邪毒が余血と相俟って崩漏が止まらなくなることもある。これらを精査して処方を行うべきである。

## ○ 止血後の治療

出血が止まった後は、「復旧」を中心に病因を追求して「澄源」を併用していくことが、崩漏の完治に向けたキーポイントになってくる。ただし、臨床では年齢の違いなど、個人個人の体質に合わせた治療を行うことが要求される。例えば、思春期の患者に対しては二つの治療方針がある。

一つは月経周期を調整し、排卵の働きを再建して、崩漏の再発を防止することである。

もう一つは、月経の周期は調整するが、排卵の調整については特に強調しない方法である。思春期は生殖に関しては最も適した年齢で、身体は自ら次第に腎気が充満して、機能の回復も早い。そのため、多くは自然回復が可能で、無理に排卵促進剤などは使用しないほうがよい。生育期（妊娠・出産のできる期間）では、崩漏から不妊症になる患者が多いため、治療では肝・脾・腎を同時に調整してその本を改善していくことが大切で、腎 － 天癸 － 衝脈・任脈 － 胞宮の系統を回復し、月経と妊娠の問題を解決していく必要がある。更年期の患者では、崩漏から貧血になりやすいため、悪性病の再発と予防について注意を要する。以上に対してよく使われる治療法は以下のとおりである。

### 1. 止血後の弁証論治

寒・熱・虚・実はどれも崩漏を引き起こしやすいため、病因病機を精査し、「復旧」によって「澄源」治療を行う。出血期の各証の弁証論治を参照し、各方剤中の止血薬を去り、補血薬を配合して貧血を改善していく必要がある。

### 2. 年齢に従った論治

「月経の本は腎である」「月経水は腎より出でる」ため、月経病の治療原則は**調経**を重視し、**本治**を行うことである。そのため、生育期は特に「復旧」を目的として、腎 － 天癸 － 衝脈・任脈 － 胞宮の系統を回復することで、月経周期の調整と、排卵機能の修復を行う必要があり、主に**補腎**を中心とした以下の**中薬周期療法**を採用する。

月経後には、滋腎養血を行い卵胞の成長発育を促進し、排卵期（経間期）には**補腎活血**を中心に排卵を促し、月経前には**補腎陰陽・疏肝**によって黄体ホルモンの働きを維持し、月経期には**活血化瘀通経**で調える。一般的にはこの周期療法を3回の月経周期に施し、正常な月経周期を回復していくことが大切である。中には

これによって排卵機能を回復するものもおり、妊娠希望者は月経を調え、いずれ子を育むようになると病気は治癒する。

絶経前後の崩漏患者は、器質性病変や悪性病変を排除した後、健脾養血を中心に、その後の体調改善を目指していく。

### 3. 盈虚消長の規律による論治

月経が来るためには腎陰・腎陽が転化することが前提で、気血盈虚（えいきょ）（気血の盛衰）の変化の結果による。月経が来た後は、衝脈・任脈・血海は空（から）になるため、出血が止まった後に、滋腎填精・養血調経を中心に治療を開始する。処方は、まず左帰丸、帰腎丸、定経湯などの補剤を3週間ほど使用する。第4週目には子宮や経脈が充たされたうえで、活血化瘀通経の処方に改める。この時期は、桃紅四物湯加香附子・枳殻・益母草・川牛膝を用いることが多い。これは伝統的な調経法で、目的は月経周期を調整し、排卵機能を促進することにある。

### 4. 中西医結合論治

病状によっては中薬とホルモン治療を併用する場合もある。更年期の崩漏患者に対しては、なるべく早く貧血と虚弱症状を取り除く必要がある。処方は、大補元煎、人参養栄湯を用いて、健脾益気養血をはかる。

### 5. 手術治療

生育期や更年期の、慢性化して治癒しづらい崩漏患者には、子宮内膜の病理検査を行い、さらに悪性病変の傾向がみられるものに対しては、手術療法を用いることもある。手術には、子宮内膜切除術、子宮の全摘出術などの方法がある。

# 10　痛経

## 定義

　**痛経**とは、月経期間や月経前後に周期的に小腹疼痛が発生し、痛みは腰や尾骶骨に広がる、ひどい場合には激痛で倒れてしまうなどの症状がみられる疾病で、月経痛、生理痛ともいう。

　痛経に関して最も早い記載としては、『金匱要略』婦人雑病脈証併治篇に「おりもの、月経不順、少腹部の脹れ・痛みが、毎月現れる」とあり、『諸病源候論』には「月経が来と腹痛になる女性は、過労により気血を傷め、身体が虚となったうえに風冷の気を受けて胞脈に宿り、衝脈・任脈を損傷することによる」とあり、これが痛経の病因病機の理論的な基礎となっている。

　現代医学では、**原発性痛経**と**続発性痛経**に分類される。原発性痛経は機能性痛経ともいわれ、初潮から月経痛があり、子宮の発育不良、自律神経失調、子宮の痙攣性収縮と関係が深い。続発性痛経とは、子宮内膜炎、子宮内膜異位症、子宮筋腫などの病気により引き起こされる月経痛のことをいう。原発性痛経は若い年代の女性に多く、続発性痛経は成熟期以降の女性に多い。

## 病因病機

　痛経になる原因は寒邪の侵入、血流と気機の滞り、熱の影響、血虚・気虚などである。中医学には「**不通則痛**」「**不栄則痛**」（営養が不足すると痛む）という「痛み」に対する法則があり、疼痛の症状は気血の巡りの阻滞か、滋養作用の低下に関係していると考えられている。

### 1. 気滞血瘀

　もともと抑鬱な性格だったり、精神的ストレスや憤りなど情緒によって肝を傷めると、気機が阻滞されて停滞してしまうため血流不暢となり、子宮や衝脈・任脈が瘀阻となる。月経前や月経中は気血が衝脈・任脈に注がれ、さらに情志が失調すると壅滞（溜まって滞る）がひどくなり、「不通則痛」の法則から月経時の腹痛

が起こる。

## 2. 寒凝血瘀

月経期間中や産後に寒邪を感受したり、また冷たいものの過食などによって、寒湿の邪気が衝脈・任脈に侵入し、寒邪と血が相俟って子宮や衝脈・任脈の気血の流れを停滞させてしまう。月経前や月経中に気血が衝脈・任脈に注がれ、子宮の気血がさらに凝滞すると、「不通則痛」の法則から月経時の腹痛が起こる。

また、月経前や月経中に雨に当たったり、水泳などで水に浸かったり、あるいは湿気の多い地域に長期間居住したりすると、寒湿凝滞証となって痛経が発症することがある。

## 3. 湿熱瘀阻

湿熱が内蘊しやすい体質だったり、あるいは月経中や出産後に不衛生にして湿熱の邪気を感受したりすると、湿熱邪と血が結びついて衝脈・任脈に注がれ、子宮を阻滞するため気血の失調となる。月経前や月経中に気血が子宮や衝脈・任脈に注がれ、壅滞がさらに悪化すると「不通則痛」の法則から痛経になる。

## 4. 気血虚弱

脾胃気虚で化源が不足していたり、あるいは大病や慢性病、大出血や虚弱体質、過労、睡眠不足などの影響で気血が不足すると、衝脈・任脈の気血が少なくなり、月経後には血海の気血が空虚になり、衝脈・任脈や子宮の栄養が不足する。すると体の活動源である「気」と、体内の各組織に栄養を与える「血」の不足により痛経が生じる。「不栄則痛」の法則から痛経になる。

## 5. 腎気虧損

稟賦不足や、房労や多産で腎気を損傷すると、精血が不足し、月経後に血海が空虚で衝脈・任脈や子宮の濡養（潤しながら養う）ができなくなり、「不栄則痛」の法則から痛経が生じる。

痛経の病位は子宮・衝脈・任脈で、「不通則痛」「不栄則痛」が主要な病機となる。実証の多くは、気滞血瘀・寒凝血瘀・湿熱瘀阻により子宮の気血の運行が不暢になるために起こり、これは「不通則痛」である。虚証では、気血虚弱・腎気虧損により子宮を濡養できないために起こり、「不栄則痛」である。

これらは月経周期に伴って発症し、月経中や月経前後の特殊な生理状態と関係が深い。月経前後でなければ、衝脈・任脈の気血は安定しており、痛経を引き起こす衝脈・任脈・子宮の気血瘀滞や気血不足が起こっていないため、腹痛も起こらない。月経前後になると血海が充たされ、子宮や衝脈・任脈の気血の状態が急変するため、痛経を引き起こす要素が増し、さらに体質も影響して子宮や衝脈・任脈の気血瘀阻や気血不足を引き起こし、「不通則痛」「不栄則痛」が起こるのである。

　月経が終わると子宮や衝脈・任脈の気血が次第に回復してくるため痛みもなくなっていく。ただ、病因が未解決であれば、もともとの状態は改善されていないため、次の月経周期でも同じ症状がつづいてしまう。

## 弁証論治

　痛経の弁証では、まず痛みの性質・程度・部位・時間に加え、月経の周期・経血量・経血色・血質の変化を合わせて考え、さらに全身症状の寒・熱・虚・実を精査していく。一般的に痛みが月経前か月経中にあるものは実証が多い。痛みが月経後に起こるものは虚証が多い。腹痛で拒按のものは実証、隠痛で喜按のものは虚証が多い。痛みの症状のほうが脹れの症状よりも強いものは血瘀、脹れの症状のほうが痛みの症状より強いものは気滞に属する。絞痛・冷痛は寒に属し、灼痛（熱く、また痛む）は熱に属す。痛みの部位が少腹部の片側か両側にみられるものは肝に、腰部にみられるものは腎に属する。

### 1. 気滞血瘀証

症状：月経前・月経期間の小腹脹痛、拒按。経血量少・出血不暢・色暗い・塊り・塊りが出ると腹痛が緩和される。胸脇部・乳房の脹痛、胸痞。舌質紫暗紅・瘀点、脈沈弦。

証候分析：肝が条達作用を失うと、衝脈・任脈の気血が鬱滞し、経血が不利となり、「不通則痛」の法則から、月経前あるいは月経期間中に小腹部の脹痛があり拒按となる。経血量は少なく不暢、血色が暗く血塊があり、血塊が出ると腹痛が緩和される。肝鬱気滞から経脈の流れが不利となるため、胸脇部や乳房の脹痛、胸の痞え感がある。舌質紫暗紅で瘀点があり、脈沈弦は気滞血瘀の証候である。

治法：理気行滞、化瘀止痛
方薬：膈下逐瘀湯『医林改錯』

　　当帰・桃仁・紅花・甘草各9g、川芎・牡丹皮・赤芍・烏薬・五霊脂各6g、
　　香附子・枳殻4.5g、延胡索3g

方意：処方中、烏薬・香附子・枳殻は理気行滞に、当帰・川芎・赤芍・桃仁・紅花は活血化瘀に、延胡索・五霊脂は化瘀定痛に、牡丹皮は涼血活血に、甘草は緩急止痛に働く。

2. 寒凝血瘀証

症状：月経前や月経期間に小腹冷痛、拒按、温めると減軽する。経血量少・色暗・塊り。顔色青白、四肢の冷え、畏寒。舌質暗・舌苔白、脈沈緊。

証候分析：寒邪により子宮・衝脈・任脈が凝滞し、血行が不暢になるため、月経前や月経期間に小腹部の冷痛・拒按があり、寒を温めると瘀滞が通るため、痛みが楽になる。寒邪による凝滞から血瘀となり、衝脈・任脈が失調するため、経血量は少なく、経血色は暗くて塊りがある。寒邪が体内で旺盛で陽気を塞いでしまうため、顔色青白で四肢が冷たく、寒さを拒む。舌質暗・舌苔白、脈沈緊は寒凝血瘀の証候である。

治法：温経散寒、化瘀止痛
方薬：少腹逐瘀湯『医林改錯』

　　当帰・蒲黄各9g、没薬・川芎・赤芍・五霊脂各6g、
　　肉桂・乾姜・延胡索各3g、小茴香1.5g

方意：少腹逐瘀湯の主治は、「小腹部の積塊・疼痛」「経血がみられる時、まず腰がだるく、軽い腹脹があり、あるいは経血が1ヵ月に3〜5回みられ、なかなか出血が途切れず、途切れてもすぐに出血し、経血色は紫・黒で血塊があり、あるいは崩漏となり、さらに少腹部の疼痛やおりものに血が混じるなど」とある。処方中、官桂・小茴香・乾姜は温経散寒に、当帰・川芎・赤芍は養営活血に、延胡索・没薬・蒲黄・五霊脂は化瘀止痛に働く。

3. 湿熱瘀阻証

症状：月経前・月経期間の小腹疼痛や脹痛が腰尾骶骨まで響き灼熱感がある、

月経前に腹痛がひどくなる。経血量多か経期長・色暗・質粘稠。おりもの多・色黄色・質粘稠・悪臭。微熱、尿黄赤。舌質紅・舌苔黄膩、脈滑数か弦数。

証候分析：湿熱の邪気が衝脈・任脈・子宮を侵し、気血が失調して月経前に血海に気血が充実するが、湿熱と血が結びついて壅滞不通となるため、月経前または月経中に小腹部の疼痛か、あるいは脹痛に灼熱感があり、痛みはじめると腰まで響く。湿熱が血を擾すため、経血量が多いか月経期が長いくなり、血色は暗く、質は粘稠である。任脈・帯脈が消耗するため、おりものが多く、色は黄色で質が粘稠で悪臭がある。湿熱はまとわりつくため、微熱がつづく。小便黄赤、舌質紅・苔黄膩、脈滑数あるいは弦数は湿熱蘊結の証候である。

治法：清熱除湿、化瘀止痛

方薬：清熱調血湯（せいねつちょうけつとう）『古今医鑑』加味

当帰・川芎・白芍・生地黄・黄連・香附子・桃仁・紅花・延胡索・牡丹皮・蓬莪朮 各等分

方意：処方中、黄連は清熱燥湿に、牡丹皮・生地黄・白芍は清熱涼血に、当帰・川芎・紅花・桃仁は活血化瘀に、延胡索・莪朮・香附子は行気活血止痛に働く。加える車前子・薏苡仁・敗醤草は清熱除湿に働く。

### 4. 気血虚弱証

症状：月経前・月経後の小腹隠痛、喜按、小腹部・陰部の墜脹感や不快感。経血量少・色淡紅・質稀薄、顔色に艶がない、疲労、無気力、納少、眩暈、心悸。舌質淡紅・舌苔薄白、脈緩弱無力。

証候分析：気血不足で衝脈・任脈が虚となると、月経前に血海はさらに虚となるため、子宮や衝脈・任脈を濡養できず、月経前あるいは月経後に小腹部の隠痛がある。押さえると楽になり、気虚のため小腹部や陰部の墜脹感や不快感がある。気血両虚で血海が充たされないため、経血量が少なく、血色が淡紅で質が稀薄。顔色に艶がない、疲労、無気力、食少、眩暈、心悸。舌質淡紅・舌苔薄白、脈緩弱無力は気血不足の証候である。

治法：益気養血、調経止痛

方薬：聖癒湯『医宗金鑑』

　　　熟地黄・白芍各 12g、当帰 9g、川芎・人参各 6g、黄耆 18g

方意：人参・黄耆は補脾益気に、四物湯の熟地黄・当帰・川芎・白芍は養血和血に働く。

5. 腎気虧損証

症状：月経中・月経後の 1～2 日の間の小腹疼痛、腰骶痠痛。経血量少・色暗淡・質稀薄。眩暈、耳鳴り、顔色暗い、健忘、不眠。舌質淡紅・舌苔薄、脈沈細。

証候分析：腎気が虚損し、衝脈・任脈がともに虚となり精血が不足するため、月経後に血海がさらに虚となり、子宮や衝脈・任脈を濡養できず、小腹部が継続して痛み、外府（三焦）も不栄（営養が不足する）となり腰に痠痛が起こる。精血が虧虚となり、陽気も不足するため、顔色が暗く、経血色は暗淡で質が稀薄となる。腎虚のため、脳が失養して眩暈、耳鳴り、健忘、不眠がみられる。舌質淡紅・舌苔薄、脈沈細は腎気不足の証候である。

治法：補腎益精、養血止痛

方薬：益腎調経湯『中医婦科治療学』

　　　杜仲・続断・熟地黄・白芍（炒）・焦艾葉・巴戟天・烏薬各 9g、当帰 6g、益母草 12g

方意：処方中、巴戟天・杜仲・続断は補腎壮腰・強筋止痛に、烏薬は温腎散寒に、艾葉は温経暖宮に、当帰・熟地黄・白芍は滋陰養血に、益母草は活血調経に働く。

# 11 経行乳房脹痛

## 定義

経行乳房脹痛とは、月経前後や月経期に乳房の張りや乳頭の痒み・痛みがみられるもの、ひどくなると衣服などが触れるのもつらいものを指す。

## 病因病機

本病の発症の多くは月経の前か経期中に起こり、この時期は気と血が衝脈・任脈や血海に注ぐため、肝に注ぐ血が不足し、肝血により制約される肝気が旺盛となり、肝の条達作用を失調するか、肝腎が失養するために発症する。七情内傷から肝気鬱結となり、気血の運行が不暢だと脈絡が通らず、「不通則痛」のため乳房脹痛が起こる。また、肝腎の精血の虧虚があると乳絡（乳房の経絡）を濡養できず痛みがみられる。

本病の発症は発病部位や発病期間から、肝・胃・腎と密接な関係があると考えられる。肝は蔵血と疏泄を主る。肝経は脇肋部を廻り、足厥陰肝経の支絡に属する乳頭を通る。乳房は足陽明胃経の経絡が循行し、足少陰腎経は乳内に入る。そのため、乳頭は肝に、乳房は胃と腎に属すということがその根拠である。

### 1. 肝気鬱結

七情の失調により肝を傷め、肝が条達作用を失調する。衝脈は陽明経に隷属し、肝に附属しており、月経前・月経中に陰血が衝脈・任脈に下注し、衝脈の気が旺盛となって肝脈に上逆し、肝経の気血を壅滞して乳絡を不暢にするため、経行乳房脹痛が起こる。

### 2. 肝腎虧虚

肝腎不足の体質かあるいは長患いで陰血を消耗して、月経が来るとさらに陰血が虚となるため、肝腎はさらに虚となり、乳絡の濡養ができないため、経行乳房脹痛が起こる。

# 弁証論治

　経行乳房脹痛には虚実の違いがあり、弁証では発病期間・性質・程度に注意し、伴随症状・舌象・脈象などを総合的に分析して論治を行う。一般的に実証では月経前に脹った痛みがあり、触ると痛みが悪化し、月経後に脹痛は明らかに消退する。虚証では痛みは月経後に多く、乳房を触っても柔軟で腫塊はない。

　治療では疏肝養肝・通絡止痛が原則となる。実証では疏肝理気通絡を中心に、月経前から服薬を始める。虚証では、滋養肝腎を中心に、平時からの予防や管理に注意を払う必要がある。

## 1. 肝気鬱結証

症状：月経前・月経中に乳房脹満・疼痛、乳頭の痒痛感、ひどいと痛みで衣服に触れられない。月経不調・経血色暗紅。小腹脹痛、胸脇脹満、抑鬱感、ため息。舌苔薄白、脈弦。

証候分析：もともと肝鬱気滞の体質で、気血の運行が不暢となり、月経前に衝脈の気が旺盛になり、循環する肝脈を上逆して肝経の気血が鬱滞し、相克関係にある脾胃を過剰に克して、乳絡が不暢となるため、月経前、あるいは月経中に乳房の脹満・疼痛、乳頭の痒痛感があり、ひどいと痛みで衣服に触れられない。肝鬱気滞から衝脈・任脈が阻滞するため、月経不調もあり、経血色は暗紅、気血の運行が不暢のため小腹部の脹痛がある。肝気が条達せず気機が不暢となるため、胸脇部の脹満感、抑鬱感、ため息が多いなどを伴う。舌苔薄白、脈弦は肝鬱の証候である。

治法：舒肝理気、和胃通絡

方薬：逍遙散（しょうようさん）『太平恵民和剤局方』加味

　当帰・茯苓・白芍・白朮・柴胡各9g、炙甘草4.5g、煨姜3g、薄荷1g

方意：処方中、柴胡は疏肝解鬱に、薄荷は疏散条達に、当帰・白芍は養血調経に、白朮・茯苓・炙甘草は健脾和中に、煨姜は温胃行気に働く。加味する麦芽・青皮・鶏内金は消化を促進する。

## 2. 肝腎虧虚証

症状：月経中、あるいは月経後に乳房脹満、軟らかく塊りはない。経血量少・色淡。両目乾燥、口・のどの乾燥、五心煩熱。舌質淡紅・舌苔少、脈細数。

証候分析：もともと肝腎不足の体質で、陰血虧虚となり、乳頭は肝経に属し、腎は乳内に入るため、月経時に陰血が衝脈・任脈に下注し、血海・肝腎がさらに虚となるため乳絡を濡養できず、月経中あるいは月経後に乳房の脹満があり、軟らかく塊りはない。陰血虚で衝脈・任脈も血少となるため経血量が少なく、血色は淡である。肝は目に開竅し肝血不足となると目やのどを養えないため、両目・口・のどが乾燥する。舌質淡か紅、少苔で、脈細数は肝血虧虚の証候である。

治法：滋腎養肝、和胃通絡

方薬：一貫煎（いっかんせん）『続名医類案』加味

　　　生地黄18〜30g、枸杞子9〜18g、沙参・麦門冬・当帰各9g、川楝子4.5g

方意：処方中、当帰・枸杞子は滋養肝腎に、沙参・麦門冬・生地黄は滋陰養血に、川楝子は疏肝理気に働き、加味する麦芽・鶏内金で和胃通乳絡をはかる。

# 12　絶経前後諸証

## 定義

　絶経前後諸証とは、女性が絶経になる前後の月経の乱れや、熱感、発汗、煩躁、怒りやすい、潮熱、顔色赤、眩暈、耳鳴り、心悸、失眠、腰背痠軟、顔・四肢の浮腫、情志不寧など、断続性に現れる不快証候を指す。「経断前後諸証」とも呼んでいる。

## 病因病機

　『黄帝内経』素問・上古天真論篇には「女性は7歳で腎気が旺盛になり、歯が生えかわる。二七の年（14歳）に天癸に至り、任脈が通って太衝脈が旺盛となり月事（月経）が起こる。……七七の年（49歳）には任脈が虚衰し、太衝脈が衰え、天癸が枯渇して、月経が停止する。そのため体が老い衰えて、再び子を産むことができなくなる」と記述されている。これは女性の成長・発育・生殖・老衰の自然の規律であるが、中には体質・出産・疾病・営養・労逸過度・社会環境・精神的要素などが原因で、自然な生理変化を調節できず、腎の陰陽バランスを崩して本病を発症する女性もいる。また、腎の陰陽失調は他臓腑にも影響を与え、特に心・肝・脾を傷めやすい。もし腎陰不足で心火を制御できないと、心火偏亢となる。また乙癸同源（肝腎同源・精血同源）であるので、腎陰不足となると、血を化生できず肝腎陰虚となり、肝の柔養作用を失うため、肝陽上亢となる。腎と脾は先天・後天により相互に補充しあい、脾陽の温煦は腎陽に頼っているため、腎陽虚衰となると脾土を温められず、脾腎陽虚となる。

### 1. 腎陰虚

　49歳の年齢では、腎陰が不足し天癸が次第に枯渇してくる。もともと陰虚体質であったり、あるいは房労・多産で腎精を消耗したり、数度にわたる大量出血などで精血不足となったり、さらにストレスで失眠があるなどすると、営陰が消耗し腎陰が補益できず、臓腑が失養して任脈が虚となり、衝脈が虚衰し、天癸が枯

渇し、絶経前後諸証となる。また、肝・腎はともに下焦にあり、乙癸同源である。もし腎水が不足して肝木を滋養できないと、肝腎陰虚や肝陽上亢になりやすい。あるいは腎水が不足し、心を救済できないと心火が独自に燃え盛り、心神を惑わして神明不安となり、心腎不交にいたる。さらに腎陰虚であれば、精血が虧虚となり、脳を栄養できないため脳髄失養などもみられる。

### 2. 腎陽虚

　絶経の年齢になると、腎気が次第に消耗する。もともと陽虚体質だったり、寒涼な食薬を過量に使っていたり、過度に寒冷な環境であったりすると、腎陽虚衰となる。命門の火が衰弱すれば、脾陽を温煦できないため、脾腎陽虚となる。また脾腎陽虚で、水湿が内停し、湿が集まって痰湿を形成しやすい。あるいは陽気が虚弱になると、行血が無力となって瘀血を形成し、腎虚血瘀が現れる。

### 3. 腎陰陽両虚

　腎は元陰と元陽を蔵し、陰損及陽（陰損は陽に及ぶ）・陽損及陰（陽損は陰に及ぶ）になると、真陰・真陽不足となり、臓腑を濡養・温煦できなくなり、身体機能の正常な生理活動を維持・推動できなくなるため、絶経前後諸証を発症する。

　本病は腎虚が本であり、腎の陰陽バランスが失調し、それが心・肝・脾に影響して発症する一つの系統の病理変化を経て、そこから諸証が出現する。女性は一生のうちで、月経・妊娠・出産・授乳を経験するため、つねに血を消耗し、「つねに陰が不足し、陽が余りやすい」状態となりやすい。さらに絶経の年齢となると、腎気が虚衰し、天癸が枯渇するため、臨床的にははまず腎陰虚になることが多い。そこから体質や陰陽転化などにより、腎陽虚や陰陽両虚へと変わっていったり、さらにまたさまざまな要素から、気鬱・瘀血・痰湿などを挟むため、複雑な病機へと進行していくことが多い。

## 弁証論治

　絶経前後諸証は腎虚が本であり、治療上は滋腎益陰に佐として扶陽・調養衝任・充養天癸・腎中の陰陽を調節することを重視する。本が虚証のためさらに悪化させるような方法は取らない。例えば清熱しても苦寒薬を使いすぎず、祛寒しても

温燥薬を使いすぎず、むやみに攻伐治療（攻下・清熱・逐水などの強い治療）を多用してはいけない。さらに、心肝鬱火・脾虚・痰湿・瘀血などの兼証の有無に注意し、総合的に弁証を行う必要がある。

1. 腎陰虚証

    症状：絶経前後に月経が乱れ、周期が早まる。経血量多か少・あるいは崩漏・色鮮紅。頭暈、めまい、耳鳴り、頭部・顔面の熱感と発汗、五心煩熱、腰膝痠痛、足踵疼痛、皮膚乾燥・搔痒、口乾、尿量少・色黄、便秘。舌質紅・舌苔少、脈細数。

    証候分析：絶経の前後は腎陰虚のため衝脈・任脈が失調し、月経周期が乱れ、経血量は安定しない。腎陰が日ごとに消耗し、陰虚のため頭目・脳髄を栄養できず、頭暈、めまい、耳鳴りが現れる。陰が陽を維持できず、虚陽が浮揚するため、頭部や顔に断続性の烘熱（きょうねつ）（熱感）と発汗、五心煩熱がみられる。腎虚のため、腰膝のだるい痛み、足の踵による疼痛がみられる。陰虚により血燥から内風を生じるため、皮膚の乾燥感・搔痒がある。陰虚内熱のため、便秘、尿が少なく色が黄色などがみられる。舌質紅で苔少、脈細数は陰虚の証候である。

    治法：滋養腎陰、佐として潜陽

    方薬：左帰丸（さきがん）『景岳全書』合二至丸（にしがん）『医方集解』

    　　　左帰丸：熟地黄240g、牛膝90g、

    　　　　　　　山茱萸・菟絲子・亀板膠・鹿角膠・枸杞子・山薬各120g

    　　　二至丸：女貞子・旱蓮草各15g

    方意：左帰丸は真陰腎水不足を治療し、左腎の元陰を補うことで、精血を自ずと充たしていく。処方中、熟地黄・山薬・山茱萸・菟絲子・枸杞子は滋補肝腎に働き、亀甲膠で補任脈之虚を、鹿角膠で補督脈之弱を行い、合わせて腎の陰陽を補う。全体で滋養腎陰・填精益髄・充養天癸・調養衝任の効能がある。

2. 腎陽虚証

    症状：絶経前後に経血量増・色淡暗・ひどいと崩漏となる。精神的に疲労、顔色が暗い、腰背冷痛、顔・四肢の浮腫、尿量多・夜間頻尿。舌質淡・舌

体胖嫩・歯痕・舌苔薄白、脈沈細弱。

証候分析：腎虚のため封蔵作用が失調し、衝脈・任脈が固摂できず、経血を納めることができないため、経血量が増え、経血色は淡暗となり、ひどいと崩漏となる。腎陽が虚衰し命門の火が衰弱すると、陽気が外達（到達）できず経脈が温煦作用を失調するため、顔色は晦暗で精神的に疲労が強く、腎陽虚で温煦作用が失調して膀胱の気化作用が無力となるため小便清長で夜間頻尿がみられる。水湿内停で肌膚に溢れ出てくるため、顔や四肢がむくんで舌淡で胖嫩、舌辺に歯痕がみられる。苔薄白、脈沈細弱は腎陽虚衰の証候である。

治法：温腎扶陽

方薬：右帰丸『景岳全書』加味

　　　熟地黄 240g、山薬・菟絲子・鹿角膠・杜仲各 120g、
　　　山茱萸・枸杞子・当帰各 90g、肉桂 60g、附子 60～180g

方意：処方中、熟地黄は温補真陰に、附子・肉桂は温補真陽に、枸杞子は補腎益精・養肝に、山薬は補腎益精・健脾に、山茱萸は補益肝腎に、杜仲は温補肝腎に、鹿角膠は温補真陽・墳精に、菟絲子は陰陽双補・補腎益精に、当帰は養肝補血に働く。加味する川断・赤石脂・補骨脂は温腎固衝止崩を高める。

### 3. 腎陰陽両虚証

症状：絶経前後に月経が乱れる。経血量多か少。寒かったり暑かったりと寒熱不安定、熱感と発汗、眩暈、耳鳴り、健忘、腰背部の冷痛。舌質淡・舌苔薄、脈沈弱。

証候分析：腎の陰陽がともに虚損し、衝脈・任脈が失調し、月経が乱れ、経血量は多かったり少なかったりする。陰陽のバランスが崩れ、営衛が不和となるため、寒かったり暑かったりと寒熱も不安定で、烘熱と発汗がみられる。腎虚のため精が虧損し、脳髄を養えないため、眩暈、耳鳴り、健忘がみられる。腎陽不足で温煦作用が失調するため、腰や背部に冷痛がある。舌質淡・舌苔薄、脈沈弱は腎の陰陽両虚の証候である。

治法：陰陽双補

方薬：二仙湯『中医方剤臨床手帳』合二至丸『医方集解』加味

　　　二仙湯：仙茅根・淫羊藿・巴戟天・当帰各 9g、黄柏・知母各 6g

二至丸：女貞子・旱蓮草各 15g
方意：二仙湯は腎の陰陽不足の月経病を主治し、処方中、仙茅根・淫羊藿・巴戟天は温補腎陽に、女貞子・旱蓮草は補腎育陰に、黄柏・知母は滋腎堅陰に、当帰は養血和血に働く。加える菟絲子は温補腎陽に、何首烏は補腎育陰に、竜骨・牡蠣は滋陰潜陽斂汗に働く。

# 第2章のポイント

1. 月経病とは

2. 常見の月経病の病名

3. 月経の生理表現
   ①周期・経期　②経血量　③経血の色・質・経血の気味

■月経先期
1. **定義**
2. **病因病機**：①気虚　②血熱
3. **弁証論治**
   1）気虚証
      ①脾気虚証の症状・治法：補脾益気・摂血調経　方薬：補中益気湯
      ②腎気虚証の症状・治法：補腎益気・固衝調経　方薬：固陰煎
   2）血熱証
      ①陰虚血熱証の症状・治法：養陰清熱・養血調経　方薬：両地湯
      ②陽盛血熱証の症状・治法：清熱瀉火・涼血調経　方薬：清経散
      ③肝鬱化熱証の症状・治法：疏肝清熱・涼血調経　方薬：丹梔逍遙散

■月経後期
1. **定義**
2. **病因病機**：①腎虚　②血虚　③血寒　④気滞
3. **弁証論治**
   1）腎虚証の症状・治法：補腎養血調経　方薬：当帰地黄飲
   2）血虚証の症状・治法：補血益気調経　方薬：大補元煎
   3）血寒証
      ①虚寒証の症状・治法：扶陽祛寒調経　方薬：温経湯
      ②実寒証の症状・治法：温経散寒調経　方薬：温経湯
   4）気滞証の症状・治法：理気行滞調経　方薬：烏薬湯

■月経先後不定期
1. 定義
2. 病因病機：①肝鬱　②腎虚
3. 弁証論治

　1）肝鬱証の症状・治法：疏肝解鬱調経　方薬：逍遙散

　2）腎虚証の症状・治法：補腎調経　方薬：固陰煎

■月経過多
1. 定義
2. 病因病機：①気虚　②血熱　③血瘀
3. 弁証論治

　1）気虚証の症状・治法：補気摂血固衝　方薬：挙元煎

　2）血熱証の症状・治法：清熱涼血・固衝止血　方薬：保陰煎

　3）血瘀証の症状・治法：活血化瘀・固衝止血　方薬：失笑散

■月経過少
1. 定義
2. 病因病機：①腎虚　②血虚　③血瘀　④痰湿
3. 弁証論治

　1）腎虚証の症状・治法：補腎益精・養血調経　方薬：帰腎丸

　2）血虚証の症状・治法：補血益気調経　方薬：滋血湯

　3）血瘀証の症状・治法：活血化瘀調経　方薬：桃紅四物湯

　4）痰湿証の症状・治法：化痰燥湿調経　方薬：蒼附導痰丸

■経期延長
1. 定義
2. 病因病機：①気虚　②血熱　③血瘀
3. 弁証論治

　1）気虚証の症状・治法：補気摂血・固衝調経　方薬：挙元煎

　2）血熱証

　　①虚熱証の症状・治法：養陰清熱止血　方薬：両地湯合二至丸

　　②湿熱証の症状・治法：清熱祛湿・化瘀止血　方薬：固経丸

　3）血瘀証の症状・治法：活血祛瘀止血　方意：桃紅四物湯

■経間期出血

1. 定義
2. 病因病機：①腎陰虚　②湿熱　③血瘀
3. 弁証論治

   1）腎陰虚証の症状・治法：滋腎養陰・固衝止血　方薬：両地湯合二至丸

   2）湿熱証の症状・治法：清利湿熱・固衝止血　方薬：清肝止淋湯

   3）血瘀証の症状・治法：化瘀止血　方薬：逐瘀止血湯

■閉経

1. 定義
2. 病因病機：①気血虚弱　②腎気虧虚　③陰虚血燥　④気滞血瘀
　　　　　　　⑤痰湿阻滞
3. 弁証論治

   1）気血虚弱証の症状・治法：益気養血調経　方薬：人参養栄湯

   2）腎気虧損証の症状・治法：補腎益気・調理衝任
   　　　　　　　　　方薬：加減蓯蓉菟絲子丸

   3）陰虚血燥証の症状・治法：養陰清熱調経　方薬：加減一陰煎

   4）気滞血瘀証の症状・治法：理気活血・祛瘀通経　方薬：血府逐瘀湯

   5）痰湿阻滞証の症状・治法：健脾燥湿化痰・活血調経
   　　　　　　　　　方薬：四君子湯合蒼附導痰丸

■崩漏

1. 定義
2. 病因病機：①脾虚　②腎虚　③血熱　④血瘀
3. 「塞流」「澄源」「復旧」という崩漏治療の三法
4. 弁証論治

   1）出血期弁証論治

   　①脾虚証の症状・治法：補気摂血・固衝止崩　方薬：固本止崩湯

   　②腎虚証：腎気虚証の症状・治法：補腎益血・固衝止血
   　　　　　　　　　　方薬：加減蓯蓉菟絲子丸

   　　腎陽虚証の症状・治法：温腎益気・固衝止血　方薬：右帰丸

   　　腎陰虚証の症状・治法：滋腎益陰・固衝止血
   　　　　　　　　　方薬：左帰丸合二至丸、滋陰固気湯

③血熱証：虚熱証の症状・治法：養陰清熱・固衝止血

　　　　　　　　　　　　方薬：上下相資湯

　　実熱証の症状・治法：清熱涼血・固衝止血　方薬：清熱固経湯

　　④血瘀証の症状・治法：活血化瘀・固衝止血

　　　　　　　　　　方薬：逐瘀止血湯、将軍斬関湯

■痛経

1. 定義

2. 病因病機：①気滞血瘀　②寒凝血瘀　③湿熱瘀阻　④気血虚弱

　　　　　　⑤腎気虧損

3. 弁証論治

　1）気滞血瘀証の症状・治法：理気行滞・化瘀止痛　方薬：膈下逐瘀湯

　2）寒凝血瘀証の症状・治法：温経散寒・化瘀止痛　方薬：少腹逐瘀湯

　3）湿熱瘀阻証の症状・治法：清熱除湿・化瘀止痛　方薬：清熱調血湯

　4）気血虚弱証の症状・治法：益気養血・調経止痛　方薬：聖癒湯

　5）腎気虧損証の症状・治法：補腎益精・養血止痛　方薬：益腎調経湯

■経行乳房脹痛

1. 定義

2. 病因病機：①肝気鬱結　②肝腎虧虚

3. 弁証論治

　1）肝気鬱結証の症状・治法：舒肝理気・和胃通絡　方薬：逍遙散

　2）肝腎虧虚証の症状・治法：滋腎養肝・和胃通絡　方薬：一貫煎

■絶経前後諸証

1. 定義打

2. 病因病機：①腎陰虚　②腎陽虚　③腎陰陽両虚

3. 弁証論治

　1）腎陰虚証の症状・治法：滋養腎陰潜陽　方薬：左帰丸合二至丸

　2）腎陽虚証の症状・治法：温腎扶陽　方薬：右帰丸

　3）腎陰陽両虚証の症状・治法：陰陽双補　方薬：二仙湯合二至丸

# 第3章 帯下病証 〜2病証

帯下病とは、おりものの量が明らかに増え、あるいは減少して、色・質・においに異常が発生し、全身や局部の症状を伴うものをいう。主に任脈、帯脈の影響が大きい。

## 帯下病証の概念

　おりものとは、一般的に子宮内膜、子宮頸部から分泌される少量・無臭・透明な液体で、膣内を潤す働きがある。その分泌量はホルモンの影響により上下する。

　炎症や異物、あるいはガンによる刺激などが原因となっておりものが多くなり、においや色の変化、局部の痒み・赤み・熱感・痛み、腰腹部の不調などの症状が現れる。

　中医学では、異常な「おりもの」を「五帯」と呼び「白帯・黄帯・赤帯・青帯・黒帯」に分類している。中でも多く見られるのは、「**白帯**」と「**黄帯**」である。

　白帯の場合、量が多く特に臭いもないものは、「脾虚」や「腎虚」が原因となることが多く、乳白色でおから状または豆腐状のものは「湿」が原因となる場合が多い。

　黄帯の場合、黄緑色で臭いの強いものが多く、ほとんどは「湿熱」が原因だが、薄黄色で無臭のものは「気滞」が原因の場合もある。

　特に、「湿熱」が原因でおりものが出ている場合は、陰部に臭みも出ていることが少なくない。急におりものが多くなり、悪臭が気になる場合は、婦人科の専門的検査を受けることを推奨する。

# 1 帯下過多

## 定義

帯下過多とは、おりものの量が明らかに増加し、色・質・においに異常があるもので、局部の症状や全身症状を伴うものをいう。「白沃(はくよく)」「赤白瀝(せきはくれき)」「下白物(げはくぶつ)」とも呼ばれる。

## 病因病機

本病の主要な病機は、湿邪が任脈・帯脈に影響を与え、任脈・帯脈を固摂できなくなるために起こる場合が多い。湿邪は内湿・外湿に分類され、外湿は外感の湿邪を指し、内湿を生みだすものは脾・腎の働きと関係が深い。

### 1. 脾虚

脾虚であったり、あるいは労倦(ろうけん)、飲食の素因、思慮過多などはすべて脾気を損傷し、運化作用が失調して水液が運化されず、集まって湿となり下焦に流注して、任脈・帯脈を損傷するため、帯下病となる。

### 2. 腎陽虚

先天的な禀賦不足、老化や虚弱体質、あるいは房労、または早婚や多産、慢性病などはすべて腎を傷め、腎陽が虧損すると命門の火が衰退し、寒湿が内生して任脈・帯脈を固摂できなくなる。あるいは、腎気を虚損すると封蔵作用が失調し、陰液が滑脱（固摂できないこと）して、帯下が過多となる。

### 3. 陰虚挟湿

陰虚体質だったり、あるいは老化・産後・慢性病などで陰液を損傷すると、陰虚により内を守れず、さらに湿熱の邪気を感受すると任脈・帯脈を固摂できず、帯下量が増加する。

## 4. 湿熱下注

　熱化はさまざまな原因で起こる。月経中や産後に胞脈が空虚となり、さらに不衛生にしてしまう、あるいは雨に濡れたり湿気の多い生活環境などは、どれも湿邪を受けやすく、湿邪が体内にとどまると熱化する。あるいは脾虚によって内湿が生まれ熱化する。または肝気鬱結が脾に影響して脾失健運となり、内湿が生まれ熱化する。この熱と湿とが結びつき、下焦に流注して任脈・帯脈を損傷すると帯下病となる。

## 5. 熱毒蘊結

　月経中や産後に過度の性生活を行ったり、あるいは不潔にしてしまったり、あるいは手術などで傷めてしまったりした場合は、熱毒が直接陰部や胞宮を侵す。あるいは湿熱の邪気が鬱滞して毒邪となり、熱毒が任脈・帯脈を損傷すると帯下病となる。

## 弁証論治

　本病は、主に帯下の**量・色・質・におい**などの特徴に合わせて全身症状や舌象・脈象などを総合的に分析し、**虚・実・寒・熱**を弁証しなければならない。一般的に帯下の量が多く、色が淡で、質が稀薄なものは虚証・寒証に属する。帯下量が多く、色は黄で質が粘稠、悪臭のするものは実証・熱証に属する。帯下量が多く、色は黄あるいは赤白が混じっており、質が膿のように粘稠で、腐臭のあるものは熱毒に属する。

### 1. 脾虚証

症状：慢性的におりもの多・色白か薄黄色・質稀薄・無臭。顔色白か萎黄、四肢倦怠感、胃脘部・脇部の不快感、納少、下肢の浮腫、軟便。舌質淡・舌体胖大・舌苔白膩、脈細緩。

証候分析：脾気虚弱で運化力が低下して湿邪が下焦に流注し、任脈・帯脈を損傷して固摂できなくなっておりものが多くなり、質が稀薄、あるいは鼻水や唾のようで、ダラダラとつづく。脾虚のため中焦の陽気が不振で、顔色が白か萎黄、四肢の倦怠感、胃脘部や脇部の不快感がみられる。脾虚で運化失調により消化不良、軟便、下肢の浮腫など

がみられる。舌質淡・舌体胖大・舌苔白膩、脈細緩は脾虚湿困の証候である。

治法：健脾益気、昇陽除湿

方薬：完帯湯『傅青主女科』

　　　白朮・山薬各 30g、人参 6g、白芍 15g、車前子・蒼朮各 9g、甘草 3g、陳皮・黒荊芥穂・柴胡各 2g

方意：処方中、人参（党参）・白朮・山薬は補気健脾に、陳皮・蒼朮は燥湿運脾に、車前子は利水祛湿に、白芍は柔肝に、柴胡は疏肝に、黒荊芥は祛風勝湿に、甘草は調和諸薬に働く。

## 2. 腎陽虚証

症状：慢性的におりもの多・質稀薄（水のよう）。腰のひどい痠痛、畏寒、四肢の冷え、小腹部冷痛、顔色黒暗、尿量多・夜間に増える、下痢。舌質淡・舌苔白潤、脈沈遅。

証候分析：腎陽不足で命門の火が衰弱し、封蔵作用が失調するため精液を固摂できず、おりものが多くダラダラと止まらず、質は水のように稀薄である。「腰は腎の府」であり、腎虚になると腰がだるく痛む。腎陽不足で胞宮を温煦できないため、小腹部に冷痛がある。陽気が外達できないため、畏寒や四肢の冷えがみられ顔色は黒暗である。腎陽虚のため脾陽を温補できず、大便も軟便気味か下痢。また膀胱も温煦できないため、小便頻数となり、特に夜間頻尿などがみられる。舌質淡・舌苔白潤、脈沈遅は腎陽虚の証候である。

治法：温腎培元、固渋止帯

方薬：内補丸『女科切要』

　　　鹿茸・肉蓯蓉・菟絲子・潼蒺藜・紫菀茸・黄耆・肉桂・制附子・桑螵蛸・茯神・白蒺藜 各等分

方意：鹿茸・肉蓯蓉は補腎陽・益精血に、菟絲子は補肝腎・固任脈に、潼蒺藜は温腎止腰痛に、肉桂、制附子は補火壮陽・温養命門に、黄耆は補気助陽に、茯神は健脾滲湿・安神寧心に、桑螵蛸は収渋固精に、白蒺藜は祛風勝湿に、紫菀茸は温肺益腎に働く。

## 3. 陰虚挟湿証

症状：おりもの多・色黄色か赤白が混ざる・質濃で粘り気・悪臭。陰部乾燥・灼熱感・痒み。腰の痠痛、めまい、耳鳴り、五心煩熱、のど・口の乾燥、熱感、発汗、不眠、多夢。舌質紅・舌苔少か黄膩、脈細数。

証候分析：腎陰不足で相火が旺盛になり、血絡を損傷したり、あるいは湿邪を再発し、任脈・帯脈を損傷して固摂作用が失調し、おりものが多く、色が黄色または赤白が混ざり、質が濃く粘り気があり、臭いがある。「腰は腎の府」であり、腎陰虚のため腰がだるく痛む。陰虚から内熱が生まれるため、五心煩熱、のど・口の乾燥、陰部に乾燥した灼熱感があり痒みがみられる。虚陽が上部を擾すため、めまい、耳鳴り、失眠、多夢などがみられる。舌質紅・舌苔少か黄膩、脈細数は陰虚挟湿の証候である。

治法：滋腎益陰、清熱利湿

方薬：知柏地黄湯『医宗金鑑』
　　　　（ちばくじおうとう）

熟地黄24g、山薬・山茱萸各12g、沢瀉・牡丹皮・茯苓各9g、知母・黄柏各6g

方意：処方中、熟地黄は滋補腎陰・益精生血に、山薬滋腎補脾・渋精止瀉に、山茱萸は温補肝腎・収渋精気に、沢瀉は清瀉腎火に、牡丹皮は清肝瀉火に、茯苓は健脾利湿に、知母・黄柏は苦寒清熱瀉火滋陰に働く。

## 4. 湿熱下注証

症状：おりもの多・色黄・質粘稠・悪臭、あるいは色白・質粘稠。陰部の痒み、小腹疼痛、口苦、口膩（こうじ）（口の粘り感）、胸痞、食欲不振、尿量少・色濃い。舌質紅・舌苔黄膩、脈滑数。

証候分析：湿熱が下焦に蘊結（うんけつ）（溜まる、集結すること）して、任脈・帯脈が失調するため、おりものが多く、色が黄色で、質が膿のように粘稠で臭い、あるいはおりものが白く粘稠で豆腐カスのようで、陰部の痒みがみられる。湿熱が蘊結し、気機を阻害するため、腹痛が起きる。湿熱内盛で、中焦を阻害するため、口苦、口膩、胸の痞え感、食欲不振がみられる。小便短赤、舌質紅・舌苔黄膩、脈滑数は湿熱の証候である。

治法：清熱利湿、解毒殺虫

方薬：止帯方『世補斎・不謝方』

　　猪苓・茯苓・車前子・沢瀉・茵陳蒿・赤芍・牡丹皮・黄柏・山梔子・牛膝 各等分

方意：処方中、猪苓・茯苓・車前子・沢瀉は利水滲湿止帯に、赤芍・牡丹皮は清熱・涼血活血に、黄柏・山梔子・茵陳蒿は瀉熱解毒・燥湿止帯に、牛膝は利水通淋に働く。

5. **熱毒蘊結証**

症状：おりもの多・色黄緑（膿のよう）か赤白色か五色（五帯）・質粘稠・悪臭。小腹疼痛、腰骶（尾骶骨）痠痛、煩熱、眩暈、口苦・口乾、尿量少・色濃い、便秘。舌質紅・舌苔黄・黄膩、脈滑数。

証候分析：熱毒が任脈・帯脈を傷めるため、おりものの色は膿のような黄緑、あるいは赤白が混じる、または五色（五帯）混雑。熱毒が蘊蒸（留まって蒸されるように熱がこもる）になるため、おりものの質が粘稠で悪臭がする。熱毒により津液を傷めるため、イライラ、眩暈、口苦、のどの乾燥、尿量少・色濃い、便秘などがみられる。舌質紅・舌苔黄・黄膩、脈滑数は熱毒の証候である。

治法：清熱解毒

方薬：五味消毒飲『医宗金鑑』加味

　　金銀花15g、野菊花・蒲公英・紫花地丁・紫背天葵各6g

方意：処方中、金銀花は清熱解毒・邪熱透発に、野菊花・蒲公英・紫花地丁・紫背天葵は清熱解毒・調和諸薬に働き、土茯苓・敗醤草・魚腥草・薏苡仁を加え、清熱解毒・利水除湿をはかる。

## 2　帯下過少

### 定義

　帯下過少とは、おりものの量が減少して、膣内の乾燥・痒み・疼痛、または陰部の萎縮などの症状を伴う病症をいう。

### 病因病機

　本病の主要な病機は、陰液不足による陰道の滋潤作用失調である。肝腎陰虚・血枯瘀阻が主要な原因となる。

#### 1. 肝腎虧虚

　先天の稟賦不足による肝腎陰虚や、房労・多産・大病・慢性病による精血の消耗、または老化による体質虚弱から腎精虧虚、七情内傷による肝腎陰血の消耗などが考えられる。肝腎の虧損により精血が消耗し、陰液が充たされないと任脈・帯脈が養われず、陰道を滋潤できないため、本病を発症する。

#### 2. 血枯瘀阻

　脾胃虚弱で化源が不足していたり、流産・多産・大病・慢性病により営血が消耗していたり、産後の出血過多で血が経に帰らなかったり、月経や出産時に寒邪を感受し瘀血が内停して新血を生成できないなどがあり、これらはすべて精血を消耗させ、瘀血が内停して血脈を阻滞し、精血が不足して通常のルートを通らないため、陰津が胞宮・陰道を潤せず、本病を発症する。

### 弁証論治

　本病は、肝腎虧虚証・血枯瘀阻証の違いはあるが、根本は陰血不足が原因のため、治療では肝腎の陰精を滋補し、佐として養血や化瘀を行う。攻伐のものや辛燥苦寒のものは陰津を消耗させ、虚証をさらに悪化させやすくするため、使いす

ぎに注意する。

1. 肝腎虧虚証

   症状：おりもの少か全くない。陰部の乾燥・灼熱痛・痒み・萎縮、性交痛・ひどいと乾燥して性交できない、めまい、耳鳴り、腰膝痠軟、熱感、発汗、煩熱、胸痞、不眠、尿黄、大便乾燥。舌質紅・舌苔少、脈細数・沈弦細。

   証候分析：肝腎が虧損し、津血が消耗して陰液が充たされなくなり任脈・帯脈を養えず、そのため陰道を濡養できず、おりものが極端に少ないか全くない。陰虚内熱で津液を焼き尽くすため、おりものが少なく、陰部の萎縮・乾燥による陰部の痛み・痒みがみられる。精血を消耗し、清竅（せいきょう）（目・鼻など頭部の竅（あな）のこと。転じて頭部のこと）を養えないため、めまい、耳鳴りがある。腎虚では外府（がいふ）（三焦）を養えないため、腰膝痠軟がある。肝腎陰虚から虚熱が内生するため、熱感、発汗、煩熱、胸の痞え感、不眠、尿黄・大便乾燥がみられる。舌質紅・舌苔少、脈細数・沈弦細は肝腎虧損の証候である。

   治法：滋補肝腎、養精益血

   方薬：左帰丸（さきがん）『景岳全書』加知母・肉蓯蓉・紫河車・麦門冬

   熟地黄240g、山茱肉・菟絲子・亀板膠・鹿角膠・枸杞子・山薬各120g、牛膝90g

   方意：処方中、熟地黄・山薬・山茱萸・枸杞子は益肝腎・補精血、菟絲子は補腎気、亀板膠・鹿角膠は滋補精血・補益衝任、牛膝は活血化瘀・補益肝腎・引血下行に働く。加える紫河車は大補精血、肉蓯蓉は補腎助陽、麦門冬は養陰潤燥、知母は養陰清熱に働く。

2. 血枯瘀阻証

   症状：おりもの少か全くない。陰部の乾燥・痒み、顔色に艶がない、めまい、かすみ目、心悸、不眠・疲れ、無力感、月経期腹痛、経血色紫暗・血塊、肌膚の荒れ、下腹部に包塊。舌質暗・舌辺に瘀点・瘀斑、脈細渋。

   証候分析：精血が不足し、通常の通り道を通らず、血脈が瘀阻して陰津が輸布（ゆふ）（運んで分散する）できなくなるため、おりものが少ないか全くない、陰部の乾燥・痒みがみられる。血虚で頭面部を営養できなくなり、顔色に艶がない、めまい、かすみ目がみられる。血虚で心を養えない

ため、心悸、不眠がある。瘀血があり気機が不暢のため、月経期腹痛、経血色紫暗・血塊がある。瘀血で肌膚を養えないため、肌膚の荒れがみられる。舌質暗・舌辺に瘀点、瘀斑・脈細渋は血枯瘀阻の証候である。

治法：補血益精、活血化瘀

方薬：小営煎『景岳全書』加丹参・桃仁・牛膝
　　　しょうえいせん

熟地黄6～9g、当帰・白芍・山薬・枸杞子各6g、炙甘草3g

方意：処方中、当帰・白芍は養血潤燥、熟地黄・枸杞子は滋陰養血填精に、山薬は健脾滋腎に、炙甘草は益気健脾に働く。丹参・桃仁は活血祛瘀に、牛膝は補益肝腎・引血下行に働き、全体で補血益精・活血行瘀の効能がある。

# 第3章のポイント

1. 帯下病とは

2. 五帯
　中医学では異常な「おりもの」を「五帯」と呼び「白帯・黄帯・赤帯・青帯・黒帯」に分類している。多くみられるのは「白帯」と「黄帯」。

■帯下過多
1. 定義
2. 病因病機：①脾虚　②腎陽虚　③陰虚挟湿　④湿熱下注　⑤熱毒蘊結
3. 弁証論治
　1）帯下の量・色・質・においなどの特徴に合わせて全身症状や舌象・脈象などを総合的に分析し、虚・実・寒・熱を弁証する。
　2）帯下量多、色淡、質稀薄は虚証・寒証に属する。帯下量多、色黄、質粘稠、臭いありは実証・熱証に属する。帯下量多、色黄あるいは赤白が混じる、質が膿のように粘稠、腐臭ありは熱毒に属する。
　3）脾虚証の症状・治法：健脾益気・昇陽除湿　方薬：完帯湯
　4）腎陽虚証の症状・治法：温腎培元・固渋止帯　方薬：内補丸
　5）陰虚挟湿証の症状・治法：滋腎益陰・清熱利湿　方薬：知柏地黄湯
　6）湿熱下注証の症状・治法：清熱利湿・解毒殺虫　方薬：止帯方
　7）熱毒蘊結証の症状・治法：清熱解毒　方薬：五味消毒飲

■帯下過少
1. 定義
2. 病因病機：①肝腎虧虚　②血枯瘀阻
3. 弁証論治
　1）肝腎虧虚証の症状・治法：滋補肝腎・養精益血　方薬：左帰丸
　2）血枯瘀阻証の症状・治法：補血益精・活血化瘀　方薬：小営煎

第4章

## 妊娠病

～5病証

# 1　妊娠悪阻

## 定義

　悪阻(おそ)とは、妊娠の初期に現れる吐気(吐き気)、嘔吐、眩暈、倦怠感、厭食、ひどいと食べてすぐに吐き出してしまうものを指す。「つわり」「子病」「病児」「阻病」とも呼ばれている。これは妊娠初期によくみられる症状の一つである。妊娠初期に吐気があり時に朝方嘔吐してしまうものでも、それは妊娠初期の反応であり病理反応ではない。一般的には3ヵ月前後で次第に症状は消失してくる。

## 病因病機

　悪阻は、主に胃の下降を主る働きの失調により胃気が上逆するために発症する。その病機としては、脾胃虚弱・肝胃不和があり、ひどくなると気陰両虚の悪阻重症に進行してしまう。

### 1. 脾胃虚弱

　妊娠すると血は胎児を養うため子宮に集まり、子宮内は充実して、衝脈の気は旺盛になる。衝脈は胞宮から起こり、陽明経に属するため、衝気が経絡に沿って上逆して胃を侵し、脾胃が虚弱のために胃失和降・衝気上逆となって悪阻が発症する。また、脾虚で痰飲(たんいん)が内停しているものは、痰飲が上に溢れて、吐気・嘔吐となる。

### 2. 肝胃不和

　抑鬱な性格だったり、あるいは激怒したりして肝を傷めると、肝気が鬱滞して熱化する。妊娠後、血は胎児を養うために集まるため、肝血がさらに虚となって肝火が旺盛となる。火の性質は炎上のため、上逆して胃を侵し、胃失和降となり悪阻が発症する。

## 3. 気陰両虚

「嘔」では気を傷め、「吐」では陰を傷めるため、嘔吐が長引くと気陰両虚となる。すると胃陰が大腸を潤せずに便秘がひどくなり、腑気が通じなくなって嘔吐はさらに悪化する。また、腎陰を傷めると肝気が抑えられず、嘔吐は激化する。そのため、気陰消耗の悪阻重症に進行することもある。

# 弁証論治

悪阻の弁証で重視することは、嘔吐物の状態、患者の口の感覚、全身症状、舌象・脈象などで、それらを総合的に分析し、虚実を弁別することである。口淡（味覚を感じない状態）で水っぽいものを嘔吐する場合は、脾胃虚弱である。口中淡膩で、痰を多く吐き出すものは脾虚痰湿である。口苦で酸水や苦水を吐き出すものは肝胃不和である。干嘔や血の混じるものを吐き出すものは気陰両虚である。

治療では調気和中・降逆止嘔を中心として、薬量は少量を何度も服薬することから始め、飲食や情志の調節にも注意する。

## 1. 脾胃虚弱証

症状：妊娠初期に吐気・嘔吐・食べられない・ひどいと食べてすぐに吐き出す、口淡、嘔吐痰涎、眩暈、倦怠感、胃脘痞満・腹脹（胃や腹部が痞え脹れる）。舌質淡白・舌苔白、脈緩滑無力。

証候分析：もともと脾胃虚弱で昇降作用が失調しやすく、妊娠後、陰血が胎児を養うため下に集まり、衝気が上逆して胃を侵し、胃失和降となるため、吐気・嘔吐があり、食べられず、ひどいと食べてすぐに吐き出してしまう。脾胃虚弱で、運化作用が失調し水湿が内停して、胃気の上逆に従い湿が集まって痰となるため、味覚をあまり感じなく口淡で、水っぽいものを吐き出し、脘腹部（胃部と腹部）の痞え感や脹れを伴う。中陽不振で、清陽（陽気）を上昇できないため、眩暈、倦怠感がある。舌質淡・舌苔白、脈緩滑無力は脾胃虚弱の証候である。

治法：健脾和胃、降逆止嘔

方薬：香砂六君子湯『名医方論』

人参・半夏・甘草各 5g、白朮・茯苓・生姜各 10g、陳皮・砂仁各 4g、木香 3.5g

方意：処方中、四君子湯（人参・白朮・茯苓・甘草）は健脾胃・和中気で君薬、砂仁・半夏は醒脾和胃・降逆止嘔、木香・陳皮は理気和中で臣薬、生姜は温胃止嘔で佐使の働きがある。全体の補脾胃・降逆気の効能により、嘔吐を止めることができる。

## 2. 肝胃不和証

症状：妊娠早期に吐気、嘔吐酸水か苦水、脂もののにおいを嫌がる、煩渇、口乾、口苦、頭の脹感やふらつき、胸脇満痛、げっぷ、ため息。舌質淡紅・舌苔微黄、脈弦滑。

証候分析：もともと肝旺で、妊娠後、陰血が胎児を養うため下に集まると、肝血を失養して肝体不足や肝陽偏亢となるため、また肝経は胃に絡み横隔膜を貫くため、肝火は上逆して胃を侵し、胃失和降となって、吐気・嘔吐があり、脂もののにおいを嫌がる。肝と胆は表裏関係で、肝気が上逆するとそれに従って胆火も上昇するため、胆汁を熱で排泄して、酸水・苦水を吐き出し、煩渇（やたらにのどが渇く）、口の乾燥、口苦がある。肝熱から気逆となり、上部の空竅を惑わすため、頭脹感やふらつきがみられる。胸脇部の満痛、げっぷ、ため息、舌質淡紅・舌苔微黄、脈弦滑は肝胃不和・肝熱犯胃の証候である。

治法：清肝和胃、降逆止嘔

方薬：橘皮竹筎湯『金匱要略』加味

橘皮・竹筎・生姜各9g、人参3g、大棗・炙甘草各6g

方意：処方中、橘皮は理気和胃・降逆止嘔、竹筎と合わせることで清熱安中をはかり君薬となる。人参は補益中気で橘皮と合わせて行中有補に働き、生姜は竹筎と合して清中有温に働き、ともに臣薬となる。甘草・大棗は益気和胃で佐使薬となる。全体で、肝胃の和を得て、肝熱が自ら除熱されるため、嘔吐も消失していく。白芍・枇杷葉・柿蒂を加え、清肝・柔肝・和胃降逆止嘔の効能が生じる。半夏は橘皮と合して理気和胃・降逆止嘔の効能がある。烏梅と甘草を配合することで、酸甘化陰止嘔に働く。

上述の二証が治癒せず、激し嘔吐が長引いてしまうと、乾嘔し苦黄水を吐き出したり、ひどいと血水を吐くこともある。精神的な疲弊感、身体が痩せる、眼窩の陥没、両目に神がない、四肢の無力感、発熱、口渇、尿量少、便秘、舌・唇の

乾燥、舌質紅・舌苔薄黄で乾燥あるいは光剥（舌苔が剥落する。鏡面舌）、脈細滑数で無力などは、「気陰両虚」の証候である。

　その際の治法は益気養陰・和胃止嘔、方剤は生脈散（人参 9g・麦門冬 15g・五味子 6g）合増液湯（玄参 30g・麦門冬 24g・生地黄 24g）を用いる。

## 2 妊娠腹痛

### 定義

　　**妊娠腹痛とは、妊娠期間中に、くり返し起こる小腹部の疼痛を指す。**本病は胞脈阻滞か胞脈失養によって気血の運行が不暢になり発症するもので、「胞阻」「痛胎」「胎痛」とも呼ばれる。

### 病因病機

　　本病の病機は、主に気鬱・血瘀・血虚・虚寒が原因で、胞脈・胞絡が阻滞されて養えず、気血の運行が失調して、「不通則痛」「不栄則痛」により発症する。病位は胞脈・胞絡で、ひどくなると胎児に影響し、出血や流産のおそれもある。

#### 1. 血虚

　　血虚の体質があるか脾虚で化源が不足し、妊娠後に胎児を養うために子宮に血が集まると、陰血が虚となって胞脈を養えなくなり、妊娠腹痛が起きる。また、血虚で気弱の場合、血は順調に運行できないほど少なく、気虚で血を統率できないと、胞脈が遅滞して腹痛となる。

#### 2. 気滞

　　憂鬱な性格で、妊娠後に胎児を養うために子宮に血が集まると、肝血が虧虚となって養えず、疏泄作用が失調する。あるいは妊娠後、情志を傷め肝の条達作用が失調して気の巡りが不暢となる。あるいは胎児が大きくなりすぎて、気機の昇降作用を阻滞する。これらにより気滞になると血行も阻滞し、胞脈が不通となるため、妊娠腹痛を発症する。

#### 3. 虚寒

　　陽虚の体質で、妊娠後に寒邪を感受すると、胞脈の温煦作用が失調し、気血運行の障害となるため、妊娠腹痛を発症する。

## 4. 血瘀

癥瘕(ちょうか)が有り、妊娠後、気滞・寒凝などが原因で衝脈・任脈・子宮・胞脈・胞絡などを瘀血が阻滞し、「不通則痛」のため、妊娠腹痛を発症する。

## 弁証論治

本病の弁証では、主に腹痛の性質やそれに伴う兼証、さらに舌象・脈象から判断して虚実を弁別する。

治療では「虚証は補う、実証は行(めぐ)らす」という原則から、調理気血を中心に、佐として補腎安胎を行う。病状が悪化し、流産や早産になりそうな場合は、胎動不安、滑胎の項を参考にする。

### 1. 血虚証

症状：妊娠後、小腹部のシクシクとした痛みがあり押さえると痛みは軽減する、顔色萎黄、頭暈、めまい、心悸、不眠。舌質淡・舌苔薄白、脈細滑弱。

証候分析：血虚の体質の場合、妊娠後は胎児を養うために血が子宮に集まり、気血がさらに虚となって胞脈を養えず、小腹部のシクシクとした痛みがあり、押さえると痛みは軽減する。顔色は萎黄で、頭暈、めまいがあり、あるいは心悸、不眠症を伴う。舌質淡・舌苔薄白、脈細滑弱は血虚の証候である。

治法：養血安胎止痛

方薬：当帰芍薬散(とうきしゃくやくさん)『金匱要略』加味

白芍15g、当帰・沢瀉各9g、茯苓・白朮12g、川芎6g

方意：処方中、白芍は多めに用いられ、斂肝・和営・止痛をはかる君薬で、当帰・川芎は養血和血の臣薬、茯苓・白朮は健脾によって生化の源を補益し、沢瀉は利水滲湿をはかりともに佐使薬となる。何首烏・桑寄生を加え、養血・補腎・安胎をはかる。

### 2. 気滞証

症状：妊娠後、小腹・胸脇脹痛か少腹脹痛、抑鬱感、げっぷ、嘔吐酸水、煩躁、怒りやすい。舌苔薄黄、脈弦滑。

証候分析：肝の経脈は陰器（生殖器）に絡み、少腹部から横隔膜を貫いて、胸脇

部に分布する。もともと抑鬱の性格で、妊娠後に肝血が消耗すると肝の条達作用を失調し、気機が不暢となり胞脈の気血が阻滞するため、小腹部や胸脇部の脹痛、あるいは少腹部の脹痛が起こる。情志の抑鬱感、げっぷ、酸水を吐く、煩躁、怒りやすい、舌苔薄黄、脈弦滑などは気鬱の証候である。

治法：疏肝解鬱、養血安胎
方薬：逍遙散『太平恵民和剤局方』
　　　炙甘草 4.5g、当帰・茯苓・白芍・白朮・柴胡各 9g、煨姜 3g、薄荷 1g
方意：処方中、柴胡は疏肝解鬱に、薄荷は疏散条達に、当帰・白芍は養血・緩急止痛に、白朮・茯苓・炙甘草は健脾和中に、煨姜は温胃行気に働く。

3. 虚寒証

症状：妊娠後、持続的な小腹冷痛があり押さえたり温めたりすると痛みが軽減する、顔色白、身体・四肢の冷え、食欲不振、軟便。舌質淡・舌苔白滑、脈沈細滑。

証候分析：陽虚のために内寒が生じて、妊娠後に胞脈を温煦できず、気血の運行が不暢となるため、小腹部の冷えた痛みが持続的にある。血は熱を得ると巡り、寒は熱に遇うと消散するため、押さえたり温めたりすると気血が通り、痛みは軽減する。顔色が白い、身体や四肢の冷え、食欲不振、軟便、舌質淡・舌苔白滑、脈沈細滑は虚寒の証候である。

治法：暖宮止痛、養血安胎
方薬：膠艾湯『金匱要略』加味
　　　川芎・阿膠・甘草各 6g、艾葉・当帰各 9g、白芍・熟地黄各 12g
方意：処方中、艾葉は温経散寒・暖宮止痛に、当帰・川芎は養血行滞に、阿膠・地黄は滋陰養血安胎に、白芍・甘草は緩急止痛に働く。巴戟天・杜仲・補骨脂を加え温腎助陽をはかり、陰寒を消散して気血を通暢し、腹痛を軽減して安胎をはかる。

4. 血瘀証

症状：妊娠後、小腹部に針で刺すような固定しした鈍痛がある、癥瘕、舌質暗・瘀点、脈弦滑。

証候分析：持病の癥瘕、寒凝気滞などの原因により、妊娠後に胞脈の気血の運

行が不暢となって、小腹部に針で刺すような鈍痛がつねにあり、痛みの場所は固定している。舌質暗で瘀点がある、脈弦滑は血瘀の証候である。

治法：養血活血、補腎安胎

方薬：桂枝茯苓丸『金匱要略』合寿胎丸『医学衷中参西録』

桂枝茯苓丸：桂枝・茯苓・牡丹皮・桃仁・赤芍各9g

寿胎丸：菟絲子120g、桑寄生・続断・阿膠各60g

方意：桂枝茯苓丸は、桂枝は温経通陽・行血中之滞で君薬、赤芍は桂枝の通調血脈を助け臣薬、牡丹皮・桃仁は化瘀消癥で佐薬、茯苓は益脾気・寧心安神で使薬である。寿胎丸は、菟絲子は補益腎精・固摂衝任で君薬、桑寄生・続断は固腎強腰・養血安胎で臣薬、阿膠は養血止血で佐使薬となる。両方を合わせ攻補兼施・邪祛胎安をはかる。

# 3 胎漏・胎動不安

## 定義

　胎漏とは、妊娠期間中に陰道から少量の出血があり、時に出て時に止まり、あるいはダラダラと止まらず、腰痠や腹痛がないものをいう。あるいは「胞漏」「漏胎」と呼ぶ。

　胎動不安とは、妊娠期間中に腰痠、腹痛、小腹部の下墜感などがみられ、陰道から少量の出血を伴うものをいう。

　流産については、妊娠12週までは初期流産（滑胎）で、12〜22週の流産は自然流産という。

　「胎漏」「胎動不安」ともによくみられる妊娠病で、もし治療時期を誤ったり、コントロールができなくなってしまうと、流産や滑胎や小産（妊娠12〜28週の流産）に進行してしまう。現代医学では「前兆流産」と呼ばれている。

## 病因病機

　妊娠とは、胚盤胞と胎児が母体の子宮で発育・生長・成熟していく過程のことである。この過程での母体と胎児の関係を「胎元」といい、そこには「胎盤」「胎児」「胎気」（胎児が母体中で受ける精気）の意味も含まれている。この「胎盤」「胎児」「胎気」のどれか一つでも異常が発生すると、胎漏・胎動不安を起こす。主な原因としては腎虚・血熱・気血虚弱・血瘀があり、主な病機としては衝脈と任脈の損傷、胎元不固がある。

### 1. 腎虚

　父母の先天的な禀賦不足や房労、多産、大病、慢性病などは腎を傷める。あるいは妊娠後の房労で腎精を傷め、腎虚から衝脈・任脈を損傷し、胎児を固摂できず、胎漏・胎動不安となる。

## 2. 血熱

陽盛血熱や陰虚内熱の体質であったり、あるいは妊娠後に辛熱のものを過食したり、熱邪を感受したりすると、熱により衝脈・任脈を傷め、胎児を擾動(じょうどう)して胎児不固となる。

## 3. 気血虚弱

母親が気血不足だったり、あるいは慢性病や大病で気血を損傷したり、また妊娠後に過度の思慮や労倦で脾を傷めたりすると、気血生化の源が不足し、気血虚弱となり衝脈・任脈を養えず、胎児を固摂・滋養できなくなるため、胎漏・胎動不安となる。

## 4. 血瘀

癥瘕や瘀血が子宮に宿っていたり、あるいは妊娠後の不注意で打撲や捻挫をしてしまったり、妊娠後に手術を受けたりなどすると、気血不和となり、子宮・衝脈・任脈を瘀阻し、胎児を養えないため固摂できず、胎漏・胎動不安となる。

## 弁証論治

本病の弁証の要点は、**陰道出血・腰痠・腹痛・下垂感**という4大症状の性質・程度や全身症状・脈証などを把握し、虚・熱・瘀の転化を弁別していくことにある。4大症状が軽く、妊娠の滑脈もみられ、尿検査では妊娠陽性、超音波検査では胚胎が動いている場合、治療の原則としては**補腎安胎**を中心とする。さらに証に合わせ、**補腎健脾**、**清熱涼血**、**益気養血**、**化瘀固衝**などを施す。もし病状が悪化し、4大症状が顕著で、滑脈がはっきりせず早期妊娠反応が消失して、胎児の反応も停止した場合は、速やかに堕胎し、母体を補益する必要がある。

## 1. 腎虚証

症状：流産歴がある。妊娠中に陰道に少量の出血・色淡暗。腰痠、腹痛、腹部の下垂感、耳鳴り、眩暈、夜間頻尿、眼窩・顔色が黒っぽい。舌質淡・暗・舌苔白、脈沈細滑・尺脈弱。

証候分析：腎は系胞を主り、衝脈・任脈の本である。腎虚では衝脈・任脈を固摂できず、養胎のために蓄えた陰血を下泄してしまうため、陰道に

少量の出血がある。腎が温煦作用を失い、血を温められないため、血色は淡暗である。腎虚で胎児の固摂ができないため、腰のだるさ、腹痛、腹部の下垂感を伴う。腎虚で系胞が弱まり、また固摂作用も弱まって流産しやすくなる、あるいはくり返し流産する。耳鳴り、眩暈、夜間頻尿、眼窩や顔色が黒っぽい、舌質淡暗・舌苔白、脈沈細滑で尺脈弱はすべて腎虚の証候である。

治法：補腎健脾、益気安胎

方薬：寿胎丸『医学衷中参西録』加味

　　　菟絲子120g、桑寄生・続断・阿膠各60g

方意：処方中、菟絲子は補腎益精・固摂衝任に働き、腎が旺盛になれば胎児は自ら成長するため、君薬の菟絲子を重用する。桑寄生・続断は補益肝腎・養血安胎に働き臣薬、阿膠は補血に働く佐使薬で、四薬を合わせて補腎陽血・固摂安胎の効能がある。党参・白朮を加え、健脾益気をはかる。これは、後天の精で先天の精を養い、気血を生化して精を化し、先天・後天を同時に補うことで安胎の効能を強くするためである。

## 2. 血熱証

症状：妊娠中に陰道に少量の出血・色鮮紅か深紅・質粘稠。腰痠、口苦、のどの乾燥、心煩不安、尿色濃い、便秘。舌質紅・舌苔黄、脈滑数。

証候分析：熱邪が衝脈・任脈・子宮を直接侵し、胎児を擾動して固摂できず、妊娠中に陰道に少量の出血がみられる。血が熱で焼灼され、血色は鮮紅か深紅で、熱邪が擾動して腎の働きである胎気を不安にするため、腰のだるさがある。口苦、のどの乾燥、心煩不安、舌質紅・舌苔黄、脈滑数は血熱の証候である。

治法：清熱涼血、養血安胎

方薬：保陰煎『景岳全書』あるいは当帰散『金匱要略』

　　　保陰煎：生地黄・熟地黄・白芍各6g、山薬・続断・黄芩・黄柏各4.5g、生甘草3g

　　　当帰散：当帰・黄芩・芍薬・川芎各210g、白朮105g

方意：保陰煎の処方中、生地黄・熟地黄・白芍は養血斂陰に、黄芩・黄柏は清熱瀉火・直折熱邪に、山薬・続断は補肝腎・固衝任に、甘草は調和諸薬に働く。

当帰散の処方中、当帰・白芍は補血養肝で君薬、黄芩・白朮は堅陰清熱・健脾除湿で臣薬、川芎は気血の鬱滞を除去し佐使薬である。朱丹溪(しゅたんけい)は「黄芩・白朮は安胎の妙薬である」と述べている。

### 3. 気血虚弱証

症状：妊娠中に陰道に少量の出血・色淡紅・質稀薄。小腹部の空墜感・痛み、腰痠、顔色㿠白、心悸、息切れ、疲労、倦怠感。舌質淡・舌苔白、脈細弱・滑。

証候分析：気血虚弱で、衝脈・任脈が気血不足になると胎児を養うことができず、胎元を固摂できず、気が血を固摂できなくなり、陰道に少量の出血が起こる。気血虚弱で化源が不足すると血色は淡紅、質は稀薄となる。小腹部の空墜感と痛みは、気虚で系胞が無力になり、血虚で胞脈を濡養できないために引き起こされる。気血虚弱で化精滋腎できないため、腰のだるさがある。疲労、倦怠感、舌質淡・舌苔白、脈細弱は気血虚弱の証候である。

治法：補気養血、固腎安胎

方薬：胎元飲(たいげんいん)『景岳全書』

人参・白芍・熟地黄各6g、当帰・杜仲・白朮各9g、陳皮・炙甘草各3g

方意：処方中、人参・白朮・炙甘草は甘温益気・健脾調中に働き、生化の源を助け、気を旺盛にすることで載胎(さいたい)（安胎）を行う。当帰・熟地黄・白芍は補血養血安胎、杜仲は補腎安胎、陳皮は行気健胃に働く。胎元飲は八珍湯から茯苓・川芎を去り、杜仲・陳皮を加えたもので、気血双補に補腎を兼ねる処方である。

### 4. 血瘀証

症状：癥瘕があり、妊娠後に腰痠、腹痛、腹部の下垂感。陰道に少量の出血・色暗紅。妊娠後の不注意で打撲や捻挫をしてしまい、腹痛および陰道に少量の出血がみられる。舌質暗紅・瘀斑、脈弦滑か沈弦。

証候分析：癥瘕や瘀血は胎児の滋養・成長を阻害するため、腰のだるさ、腹痛、腹部の下垂感がある。陰道に少量の出血があり、血色は暗紅である。また打撲や捻挫をすると気血不和となり、衝脈・任脈・子宮を瘀滞して、腹痛、陰道の少量の出血などが起こる。舌質暗紅・瘀斑、脈

　　　　弦滑か沈弦は血瘀の証候である。
治法：活血化瘀、補腎安胎
方薬：桂枝茯苓丸(けいしぶくりょうがん)『金匱要略』合寿胎丸(じゅたいがん)『医学衷中参西録』
　　　桂枝茯苓丸：桂枝・茯苓・牡丹皮・桃仁・芍薬各9g
　　　寿胎丸：菟絲子120g、桑寄生・続断・阿膠各60g
方意：桂枝茯苓丸は、桂枝は温経通陽で血脈運行を促進して散瘀する君薬、芍薬は目的に合わせて選択ができ、白芍の場合は養肝和営・緩急止痛、赤芍の場合は活血消癥で臣薬である。牡丹皮・桃仁は化瘀消癥で佐薬、茯苓は益脾気・寧心安神で使薬である。寿胎丸は、菟絲子は補益腎精・固摂衝任で君薬、桑寄生・続断は固腎強腰・養血安胎で臣薬、阿膠は養血止血で佐使薬となる。両方を合わせ、攻補兼施・邪袪胎安をはかる。

# 4　滑胎

## 定義

滑胎（かつたい）とは、流産や早産を連続3回、あるいは3回以上発症したことがあるものを指す。「数堕胎（すうだたい）」「屢孕屢堕（るようるだ）」とも呼ぶ。

## 病因病機

本病の主な病機は2つあり、一つは母体の衝脈・任脈の損傷、もう一つは胎児の不健である。古人いわく「胞脈は腎に系（かか）る。衝脈・任脈の二脈はともに胞中より起こる」。胎児は母体の中ではすべてを母体の腎系に頼っており、気を作り、血を養い、衝脈・任脈がこれを固摂する。母体の腎気が壮健で、気血が充実していれば、衝脈・任脈は通り旺盛になって、胎児は固摂され母体も安全である。しかし、父母が先天的な腎虚や脾腎不足、気血虚弱、あるいは癥瘕がある、あるいは妊娠後打撲や捻挫をしてしまう、などで衝脈・任脈を傷め、胎児を固摂できなくなると、滑胎が起こる。

### 1. 腎虚

父母の先天禀賦不足、妊娠後の房労などで腎気を損傷し、衝脈・任脈が虚衰すると、胎児の成長に影響して滑胎となる。あるいは腎の真陽が損傷し命門が火衰し、衝脈・任脈を温養できないと、子宮が冷えて胎児を固摂できなくなるため滑胎となる。また大病や慢性病で腎を損傷し、腎精が虧損すると、衝脈・任脈の精血が不足し、胎児を滋養できず胎児が成長できなくなり、堕胎や小産をくり返し滑胎となる。

### 2. 脾腎虚弱

父母が先天的に脾腎虚弱だったり、流産をくり返したりすると脾腎を傷める。腎は先天を主り、脾は後天を主るため、脾腎虚弱であれば胎児を養えず、滑胎となる。

### 3. 気血虚弱

母親が脾胃虚弱で気血不足だったり、飲食の失調、妊娠後の過度の憂思、労倦などが原因で脾胃を損傷し、気血生化の源が不足すると、衝脈・任脈も不足となり、胎児を養えず滑胎となる。

### 4. 血熱

陽盛血熱体質だったり、妊娠後に熱邪を感受したり、肝鬱化火や陰虚内熱があると、熱が衝脈・任脈や子宮を擾し、胎児を固摂できず滑胎となる。

### 5. 血瘀

母親の胞宮に癥瘕があって瘀滞しており、衝脈・任脈を損傷し気血が不和となると、胎児を養えず固摂できなくなるため滑胎となる。

## 弁証論治

本病では、滑胎以外の伴随症状を弁証の根拠としている。また検査により男性側の要因や、女性側の薬物以外の要因を排除し、正確な弁証論治を行うようにしなければならない。滑胎の治療では、まず予防を重視し、段階的に予防と治療を組み合わせることを原則としている。妊娠前には**補腎健脾・益気養血・調理衝任**を中心とする。妊娠後には積極的に**安胎**治療を行い、既往の堕胎・小産した期間を2週間以上越えられるようにし、万一流産の兆候がみられた場合は、さらに詳しく診断・治療を行わなければならない。

### 1. 腎虚証

#### 1）腎気不足証

症状：くり返す流産。妊娠後に腰膝痠軟・眩暈・耳鳴り・頻繁な夜尿・顔色暗い。舌質淡・舌苔薄白、脈細滑・尺脈沈弱。

証候分析：胞脈は腎に系るため、腎気虚では衝脈・任脈が固摂できず、胎児に影響が出るため、しばしば妊娠してしばしば流産となる。腰は腎の府で、腎虚では腰膝痠軟となる。髄海が不足し清空が失養するため、めまい、耳鳴りが起こる。腎気虚で膀胱の働きを失調し、気化できなくなると頻繁な夜尿となる。顔色暗い、舌質淡・舌苔薄白、脈

細滑・尺脈沈弱は腎気不足の証候である。

治法：補腎健脾、固衝安胎

方薬：補腎固衝丸『中医学新編』

菟絲子250g、川続断・白朮・鹿角霜・巴戟天・枸杞子各90g、

熟地黄・砂仁各150g、党参・阿膠・杜仲各120g、当帰60g、大棗50個

方意：処方中、菟絲子は補肝腎・益精血・固衝任、当帰・熟地黄・枸杞子・阿膠・続断・巴戟天・杜仲は益腎補腎、鹿角霜は血肉有情の品で補腎温腎・養血填精を強化する。党参・白朮・大棗は健脾益気で後天の気血生化の源を助ける。砂仁は寛中理気で補中の滞積を防止する。

2）腎陽虧虚証

症状：くり返す流産。腰膝痠軟・ひどいと腰が折れるように痛む、顔色㿠白、眩暈、耳鳴り、畏寒、四肢の冷え、小便清長、夜間の頻尿、軟便。舌質淡・舌苔薄・潤、脈沈遅・沈弱。

証候分析：先天の禀賦不足で、命門の火衰により衝脈・任脈が温煦できず、胞宮が虚寒となると胎児を固摂できないため、しばしば妊娠してしばしば流産となる。腰は腎の府で、腎陽虚となると腰膝痠軟起こりひどいと腰が折れるように痛む。腎陽不足となると陽気が四肢末端に到達できなくなり、畏寒、四肢の冷えがみられる。気血の運行が無力となると清竅を栄養できなくなり、めまい、耳鳴りがみられる。命門の火衰のため脾土を温煦できなくなると脾が健運を失うため、軟便になる。膀胱の気化が失調すると、小便清長、夜間頻尿となる。舌質淡・舌苔薄・潤、脈沈遅・沈弱は腎陽虚の証候である。

治法：温補腎陽、固衝安胎

方薬：腎気丸『金匱要略』加減

熟地黄24g、山薬・山茱萸各12g、沢瀉・茯苓・牡丹皮各9g、

桂枝・附子各3g

方意：処方中、熟地黄は滋陰補腎、山薬・山茱萸は補肝脾・益精血、附子・桂枝は温陽化気で命門の火を助け、茯苓は健脾滲湿安胎、牡丹皮は清肝泄火に働く。加減は、処方中の沢瀉を去り、菟絲子・杜仲・白朮を加える。菟絲子・杜仲は補腎安胎に働き、白朮は補気健脾・滲湿安胎をはかる。

3）腎精虧虚証

症状：くり返す流産。腰膝痠軟・ひどいと踵の痛みが現れる。眩暈、耳鳴り、

手足心熱、顔色赤、便秘。舌質紅・舌苔少、脈細数。

証候分析：先天不足のうえに腎を損傷し、腎精虧虚となると胎児を育てられなくなり、妊娠・流産をくり返す。腎精不足で腰の外府を濡養できなくなると、腰膝痠軟が起こる。足少陰腎脈は足の踵に走るため、腎虚になると踵の痛みが起こる。精虧血少で髓海が不足すると、めまい、耳鳴りが起こる。精虧陰虚では虚陽が浮揚するため、手足心熱、顔色赤がみられる。陰津不足のため便秘となる。舌質紅・舌苔少、脈細は腎精虧虚の証候である。

治法：補腎填精、固衝安胎

方薬：育陰湯（いくいんとう）『百霊婦科』

熟地黄・白芍・山茱萸・海螵蛸・続断・桑寄生・阿膠・亀板・懐牛膝・山薬・杜仲・牡蠣 各等分

方意：処方中、続断・桑寄生・杜仲・山茱萸・懐牛膝は補肝腎・益精血・安胎に、海螵蛸・亀板・牡蠣は育腎陰・固衝任に、熟地黄・白芍・阿膠は滋陰養血に働く。山薬は補脾益腎で後天の気血生化の源を助ける。

### 2. 脾腎虚弱証

症状：くり返す流産。腰膝痠軟、小腹鈍痛、腹部の下垂感、食欲不振、眩暈、耳鳴り、頻尿、夜尿、眼窩部が黒い、顔色萎黄、頬に暗斑、軟便。舌質淡・舌体胖大、脈沈細滑・尺脈弱。

証候分析：脾腎虚弱で胎児を固摂できず流産をくり返す。脾虚で中気が不足し帯脈を制約できず、衝脈・任脈が固摂できなくなり、小腹部の鈍痛、腹部の下垂感、食欲不振、軟便が引き起こされる。眩暈、耳鳴り、頻尿、夜尿、眼眶部が黒い・顔色が萎黄・頬に暗斑がある・舌質淡・舌体胖大・脈沈細滑・尺脈弱は脾腎虚弱の証候である。

治法：補腎健脾、養血安胎

方薬：安奠二天湯（あんてんにてんとう）『傅青主女科』

人参・熟地黄・白朮各30g、山薬・山茱萸・扁豆各15g、炙甘草3g、杜仲9g、枸杞子6g

方意：処方中、人参・白朮・熟地黄は大補脾腎・補益衝任で君薬、杜仲・山茱萸・枸杞子は補益肝腎・滋養精血で臣薬、山薬・扁豆・炙甘草は健脾束帯に働く。

## 3. 気血虚弱証

症状：くり返す流産。眩暈、かすみ目、疲労感、無力感、顔色蒼白、心悸、息切れ、舌質淡・舌苔薄白、脈細弱。

証候分析：気血両虚で衝脈・任脈が不足すると胎児を養えず、流産をくり返す。気血虚弱で清竅を栄養できなくなると、眩暈・かすみ目となり、外側では皮膚を濡養できないため顔色蒼白となり、内側では内臓を濡養できないため疲労感、無力感、心悸・息切れがが現れる。舌質淡・舌苔薄白、脈細弱は気血虚弱の証候である。

治法：益気養血、固衝安胎

方薬：泰山磐石散（たいさんばんじゃくさん）『景岳全書』

人参・当帰・白芍・熟地黄・続断・黄芩各 3g、黄耆・白朮・糯米各 6g、炙甘草・川芎・砂仁各 2g

方意：処方中、人参・黄耆・白朮・炙甘草は健脾益気で胎児を固摂する。当帰・白芍・熟地黄・川芎は補血養血調血で胎児を養う。続断は補腎安胎、砂仁・糯米は調養脾胃で後天の気血生化を助ける。黄芩は安胎の要薬である。

## 4. 血熱証

症状：くり返す流産。妊娠後に不正出血・色深紅・質粘稠。腰痠、腹痛、顔色赤、唇赤、口乾、口渇、尿黄、便秘。舌質紅・舌苔黄、脈弦滑数。

証候分析：熱が衝脈・任脈を擾し、胎児を固摂できなくなると流産をくり返す。顔色や唇の色が赤い、口・のどの乾燥、便秘、尿黄。舌質紅・舌苔黄、脈弦滑数は血熱の証候である。

治法：清熱養血、滋腎安胎

方薬：保陰煎（ほいんせん）『景岳全書』合二至丸（にしがん）『医方集解』加味

保陰煎：生地黄・熟地黄・白芍各 6g、山薬・続断・黄芩・黄柏各 4.5g、生甘草 3g

二至丸：女貞子・旱蓮草各 15g

方意：保陰煎の黄芩は堅陰清熱に、生地黄・黄柏は清熱涼血、熟地黄・白芍・山薬・続断・二至丸は滋養肝腎で安胎の効能を強化する。甘草は調和諸薬に働く。加える白朮は健脾で脾が旺盛になり気血を充実させ、黄芩を合わせて清熱養血安胎をはかる。

## 5. 血瘀証

症状：癥瘕、妊娠しても流産をくり返す。皮膚に艶がない。舌質紫暗・瘀斑、脈弦滑渋。

証候分析：子宮に癥瘕があると胎児の成長・発育を妨げ、衝脈・任脈を損傷し、胎児に影響を与えるため、流産をくり返す。瘀血が阻滞し、皮膚を栄養できなくなり皮膚に艶がなくなる。舌質紫暗・瘀斑、脈弦滑渋は血瘀の証候である。

治法：祛瘀消癥、固衝安胎

方薬：桂枝茯苓丸(けいしぶくりょうがん)『金匱要略』合寿胎丸(じゅたいがん)『医学衷中参西録』

桂枝茯苓丸：桂枝・茯苓・牡丹皮・桃仁・芍薬各9g

寿胎丸：菟絲子120g、桑寄生・続断・阿膠各60g

方意：桂枝茯苓丸は、桂枝は温経通陽で血脈運行を促進して散瘀する君薬、芍薬の白芍の場合は養肝和営・緩急止痛、赤芍の場合は活血消癥で臣薬、牡丹皮・桃仁は化瘀消癥で佐薬、茯苓は益脾気・寧心安神で使薬である。寿胎丸は、菟絲子は補益腎精・固摂衝任で君薬、桑寄生・続断は固腎強腰・養血安胎で臣薬、阿膠は養血止血で佐使薬となる。

# 5　子腫

## 定義

子腫(ししゅ)とは、妊娠の中期から後期にかけて、妊婦の肢体・顔・目などに腫脹のみられるものをいう。「妊娠腫脹」とも呼ぶ。

妊娠7～8ヵ月以後、脚部に軽微な浮腫があり、安静にすると軽減・消退し、ほかに不快症状のないものは、妊娠後期の正常な現象で、治療の必要はなく産後自然に消退する。もし腫脹がひどいと、子暈(しうん)(妊娠眩暈)や子癇(しかん)(妊娠昏迷・抽搐)に進行する可能性もあるため、早期診断、早期治療を行う必要がある。

## 病因病機

人体の水液代謝は、**肺の水道通調作用、脾の運化水湿作用、腎の化気行水作用**が中心となっている。肺・脾・腎のどの臓に病変が起こっても水液代謝障害が起こり、腫脹が発症する。特に脾は**「諸湿腫満は皆脾に属す」**ため、水湿病は脾を調整することが大切である。妊娠腫脹の発症と妊娠期の特殊な生理状態は密接な関係がある。本病の発症は妊娠5～6ヵ月以後で、この時期は胎児は次第に大きくなってきているため、気機の昇降機能が失調しやすい。もし臓本体が虚となっている場合、胎児が臓腑の障害となり、虚証はさらに悪化する。そのため、**脾腎陽虚**からの水湿不化、あるいは**気滞湿停**が本病の主な病理機序で、脾腎両臓の機能失調は往々にして互いに影響を与えたり、あるいは相次いで発症したりする。

### 1. 脾虚

脾気虚体質で、妊娠のためさらに虚証が進んだり、なま物や冷たいものの過食で脾陽を傷めたり、憂思や労倦で脾を傷め脾虚のため津液を輸布できず凝集して湿となったりして、水湿が体内に集まり、四肢末端に流れ込み、肌膚に溢れるため水腫となる。

## 2. 腎虚

　腎気虚体質で、妊娠後に胎児を養うために精血を消耗し、腎陽が温煦作用ができず、また化気行水作用が低下するため、膀胱の気化作用が失調し、水湿が肌膚に溢れ、水腫となる。

## 3. 気滞

　憂鬱な性格のため気機が不暢となり、妊娠後に胎児が次第に成長して気機の昇降作用が失調し、気滞のため濁陰(だくいん)が停滞し、肌膚に溢れ、水腫となる。

## 弁証論治

　腫脹(すいちょう)には水病と気病(きびょう)の違いがある。腫れが有形の水が原因の場合は、皮膚が薄く、皮膚の色は白く光沢があり、押すと陥没して戻りが悪い。腫れが無形の気が原因の場合は、皮膚は厚く、皮膚の色は変わらず、押してもすぐに戻る。

　また、水腫の病変には脾・腎の区別がある。脾が原因の場合は、四肢や顔がむくみ、皮膚が薄く、皮膚の色は白く光沢があり、脾虚の証候を伴う。腎が原因の場合は、顔と足がむくみ、特に下肢がひどく、腎虚の証候を伴う。

　治療では**治病**と**安胎**を併用することが大原則で、**運化水湿**を中心に、**養血安胎**のものを適宜加え、温燥・寒涼・峻下・滑利のものは慎重に用いる。生姜皮・茯苓皮・大腹皮のような皮類の利水薬を選択し、胎児を傷めないよう注意する。

## 1. 脾虚証

　症状：妊娠後、顔・目・四肢の浮腫があり次第に全身に広がる。皮膚は薄く、光沢がある。皮膚を押すと凹んでもとに戻りづらい。顔色㿠白・艶がない、疲れ、息切れ、懶言(らんげん)、口淡で粘稠、脘腹脹満、食欲不振、尿量少、軟便。舌質淡・舌体胖大・歯痕・舌苔白潤膩、脈緩滑。

　証候分析：もともと脾虚があり、妊娠後数ヵ月で胎児が中焦の上昇作用に影響を与える。脾は肌肉と四肢を主り、脾陽が働かないと水湿が四肢や肌肉に停滞するため、顔・目・四肢に浮腫ができる。脘腹脹満、息切れ、懶言、尿量少、軟便。舌体胖大・舌辺に歯痕がある・舌苔白潤膩、脈緩滑は脾虚生湿の証候である。

　治法：健脾利水

方薬：白朮散『全生指迷方』加味

　　　白朮30g、橘紅・大腹皮・茯苓・生姜皮各15g

方意：処方中、多めに用いる白朮は健脾利湿をはかる君薬で、燥湿作用があるが陰血を傷めないために蜜炙する。茯苓は健脾利湿、生姜は温中理気、大腹皮は下気寛中行水、橘紅は調気和中をはかる。砂仁を加え、温中理気をはかる。

## 2. 腎虚証

症状：妊娠後、顔・目・四肢の浮腫があり特に下肢がひどいく、押すと沼のように沈む。顔色㿠白、腰痠、無力感、下肢の冷え、排尿不利。舌質淡・舌苔白潤、脈沈遅。

証候分析：もともと腎気虚があり、上方では脾陽を温煦できず、水湿を運化できない。下方では膀胱を温煦できず化気行水できない。水道の働きが停滞しているため、顔・目・四肢に浮腫がある。湿の性質は重濁のため、浮腫は特に下肢がひどい。腰がだるい、無力感、下肢の冷え、排尿不利。舌質淡・舌苔白潤、脈沈遅は腎虚の証候である。

治法：補腎温陽、化気行水

方薬：真武湯『傷寒論』

　　　茯苓・芍薬・生姜・附子各9g、白朮6g

方意：処方中、附子は大辛大熱で温陽化気行水の君薬である。病勢が急重の場合、附子は有毒なため、以下の点に注意する。

　　①用量は6〜9gを越えてはならない。

　　②先煎してほかの中薬より長く煮出す。

一般的に病状が重くない場合は、通陽化気行水の桂枝を用いる。

茯苓・生姜・白朮は健脾燥湿に働く。白芍は辛温の附子や桂枝と併用すると、辛温の気味を陰に導くため、温陽化気によって行水に働く。

## 3. 気滞証

症状：妊娠後、肢体の腫脹が両足から始まり、次第に太腿に広がる。皮膚色は変わらず、押すとすぐに戻る。胸悶、脇脹、眩暈、頭脹痛。舌苔薄膩、脈弦滑。

証候分析：妊娠数ヵ月で胎児の成長によって子宮が大きくなり、位置が上昇し、

気機が不利となって肺気を塞ぎ水道通調作用を失調する。あるいはもともと憂鬱な性格で気滞があり、水が停滞し、加えて脾胃が影響を受け中焦の水湿が停滞するため、妊娠腫脹が起こる。

治法：理気行滞、除湿消腫

方薬：天仙藤散『校注婦人良方』

天仙藤・香附子・陳皮・甘草・烏薬・生姜・木瓜・紫蘇葉 各等分

方意：処方中、天仙藤・香附子は理気行滞に、陳皮・生姜は温中行気に、紫蘇葉は宣降上焦の気滞に、烏薬は温開下焦の鬱滞に、木瓜は行気除湿・舒筋活絡に、甘草は調和諸薬に働く。全体で理気行滞・化湿消腫の効能がある。

# 第4章のポイント

■妊娠悪阻

1. 定義
2. 病因病機：①脾胃虚弱　②肝胃不和　③気陰両虚
3. 弁証論治

　　1）脾胃虚弱証の症状・治法：健脾和胃・降逆止嘔　方薬：香砂六君子湯

　　2）肝胃不和証の症状・治法：清肝和胃・降逆止嘔　方薬：橘皮竹筎湯

■妊娠腹痛

1. 定義
2. 病因病機：①血虚　②気滞　③虚寒　④血瘀
3. 弁証論治

　　1）血虚証の症状・治法：養血安胎止痛　方薬：当帰芍薬散

　　2）気滞証の症状・治法：疏肝解鬱・養血安胎　方薬：逍遙散

　　3）虚寒証の症状・治法：暖宮止痛・養血安胎　方薬：膠艾湯

　　4）血瘀証の症状・治法：養血活血・補腎安胎　方薬：桂枝茯苓丸合寿胎丸

■胎漏・胎動不安

1. 定義
2. 病因病機：①腎虚　②血熱　③気血虚弱　④血瘀
3. 弁証論治

　　1）腎虚証の症状・治法：補腎健脾・益気安胎　方薬：寿胎丸

　　2）血熱証の症状・治法：清熱涼血・養血安胎

　　　　　　　　　　方薬：保陰煎あるいは当帰散

　　3）気血虚弱証の症状・治法：補気養血・固腎安胎　方薬：胎元飲

　　4）血瘀証の症状・治法：活血化瘀・補腎安胎　方薬：桂枝茯苓丸合寿胎丸

■滑胎

1. 定義
2. 病因病機：①腎虚　②脾腎虚弱　③気血虚弱　④血熱　⑤血瘀
3. 弁証論治

　　1）妊娠前には補腎健脾・益気養血・調理衝任が中心。妊娠後は積極的な

　　　　安胎治療。
　2）腎虚証
　　　①腎気不足証の症状・治法：補腎健脾・固衝安胎　　方薬：補腎固衝丸
　　　②腎陽虧虚証の症状・治法：温補腎陽・固衝安胎　　方薬：腎気丸
　　　③腎精虧虚証の症状・治法：補腎填精・固衝安胎　　方薬：育陰湯
　3）脾腎虚弱証の症状・治法：補腎健脾・養血安胎　　方薬：安奠二天湯
　4）気血虚弱証の症状・治法：益気養血・固衝安胎　　方薬：泰山磐石散
　5）血熱証の症状・治法：清熱養血・滋腎安胎　　方薬：保陰煎合二至丸
　6）血瘀証の症状・治法：祛瘀消癥・固衝安胎　　方薬：桂枝茯苓丸合寿胎丸

■子腫
1. 定義
2. 病因病機：①脾虚　②腎虚　③気滞
3. 弁証論治
　1）治病と安胎の併用が大原則。運化水湿を中心に、養血安胎のものを適宜加え、温燥・寒涼・峻下・滑利のものは慎重に用いる。皮類の利水薬を選択し、胎児を傷めないようにする。
　2）脾気虚証の症状・治法：健脾利水　　方薬：白朮散
　3）腎虚証の症状・治法：補腎温陽・化気行水　　方薬：真武湯
　4）気滞証の症状・治法：理気行滞・除湿消腫　　方薬：天仙藤散

# 第5章 産後病 〜5病証

# 1 産後発熱

## 定義

胎盤の娩出後から母親の生殖器官が正常に回復する間を産褥期といい、約6週間かかる。**産後発熱とは、産褥期に持続的に発熱する、あるいは突然高熱が出て寒戦（寒くて震える）があり、さらにその他の症状を伴うものを指す。**

産後1～2日のうちは陰血が激しく消耗しているため、陽気が外へ浮き出し、軽微な発熱がみられる。これは営衛の不和によるもので、ほかの症状がないものは、一般的には次第に不和が調和するとともに症状も自然と消えていく。これは正常な生理現象である。

## 病因病機

産後発熱は、産後の「**多虚多瘀**」の状態と密接な関係がある。本病の重要な病因病機としては、出産時に邪毒に感染し正邪が闘争している、あるいは産後に陰血が激しく消耗し陽気が浮散している、あるいは元気が虧虚となり外邪を感染しやすくなっている、あるいは瘀血の阻滞により気機が鬱滞する、などが考えられる。

### 1. 感染邪毒

産後に血室が開いた状態で、胞脈が空虚となり、出産時に感染症をまねいてしまったり、あるいは産後に不衛生にしてしまったりして、邪毒が体虚に乗じて胞宮に侵入し、正邪の闘争を引き起こすため、発熱が起こる。もしくは産後正気が虚損し、邪毒熾盛となると邪毒と血が結びついて正虚邪盛となって伝変が迅速になり、営血に侵入して、ひどい場合は心包にまで影響をおよぼし、危険な証候を引き起こすことがある。

### 2. 外感

産後に気血が激しく消耗し、元気を損傷して腠理が密でなくなり、衛陽（衛は陽に属す）を固められず、外邪が体虚に乗じて侵入して、営衛不和を引き起こす、あ

るいは暑邪に当たり、発熱を引き起こす。

### 3. 血瘀

　産後の悪露が不暢で出きらず、瘀血が停滞して気機を阻害し、営衛が不通となり鬱滞して発熱が起こる。

### 4. 血虚

　出産時、あるいは産後の出血過多により、陰血が虚損して、陽気が外に浮揚してしまい、発熱を引き起こす。あるいは血虚傷陰で相火が偏旺となり、発熱を起こす。

## 弁証論治

　産後発熱は虚・実と軽・重の違いがあり、臨床では発熱の特徴、悪露、小腹痛や伴う全身症状を総合的に分析し、弁別しなければならない。高熱・寒戦がなかなか退かず、悪露の色は紫暗で臭く、小腹部疼痛、拒按、イライラ、口渇、舌質紅・舌苔黄、脈数有力の場合は、邪毒の感染が原因である。悪寒、発熱、頭痛、身痛、舌苔薄白、脈浮の場合は、外寒発熱である。悪寒・発熱が時に起こり、悪露の量は少なく、色は暗で塊りがあり、小腹部疼痛、拒按、舌質紫暗、脈弦渋の場合は、血瘀発熱である。微熱がつづき、悪露の量は少なく、色は淡、腹痛が退かず、めまい、心悸、舌質淡・舌苔薄白、脈細数の場合は、血虚発熱である。

　治療は、**調理気血・調和営衛**が中心で、産後は多虚多瘀になりやすいため、実証でも発表攻裏をしすぎず、逆に証の一面だけを強調し補虚して外感邪毒や裏実の証を軽視してもいけない。中でも感染邪毒証は産後病でも重症・危険な証で、必ず**中西医結合**を併用すべきである。

### 1. 感染邪毒証

　症状：産後高熱、寒戦、持続熱、小腹疼痛、拒按、悪露量多か少・色紫暗・悪臭。
　　　　心煩、口渇、尿量少・色濃い、便秘。舌質紅・舌苔黄、脈数有力。
　証候分析：産後、血室が全開で胞脈が空虚となって、邪毒が虚に乗じて直接胞宮を侵し、正邪の闘争が激しいため高熱・寒戦があり、邪毒が体内に長期停留するため熱はなかなか退かない。邪毒が胞宮で瘀血と結

びつき、胞脈を阻滞するため小腹部疼痛に拒按があり、悪露の排出不暢となる。熱が血行に影響すると悪露の量は多く、熱と血が結びつくと悪露の量は少ない。熱毒が薫蒸すると色は紫暗で臭い。熱邪が心を侵すためイライラし、熱が津液を消耗するため口渇があり、尿は濃くて少なく、便秘となる。舌質紅・舌苔黄、脈数有力は邪毒旺盛の証候である。

治法：清熱解毒、涼血化瘀

方薬：五味消毒飲『医宗金鑑』合失笑散『和剤局方』加味

　　　五味消毒飲：金銀花15g、野菊花・蒲公英・紫花地丁・紫背天葵各6g

　　　失笑散：五霊脂・蒲黄各6g

方意：処方中、五味消毒飲（金銀花・野菊花・蒲公英・紫花地丁・紫背天葵）は清熱解毒排膿、失笑散（五霊脂・蒲黄）は活血化瘀、加える牡丹皮・赤芍は清熱涼血活血、魚腥草は清熱解毒排膿、益母草は活血化瘀をはかる。

## 2. 外感証

症状：産後に悪寒・発熱、水っぽい鼻水、頭痛、身体痠痛、無汗。舌苔薄白、脈浮緊。

証候分析：産後に元気が虚弱となり、衛陽が固められず腠理が密でないため、風寒邪が侵入し正邪の闘争が起こり、悪寒、発熱、頭痛、身痛となる。風寒束表により、汗が出ない。肺気が宣発作用を失調し水っぽい鼻水がある。舌苔薄白、脈浮緊は風寒襲表の証候である。

治法：養血祛風、疏解表邪

方薬：荊穂四物湯『医宗金鑑』加味

　　　当帰・川芎・地黄・芍薬・荊芥穂 各等分

方意：四物湯（当帰・川芎・地黄・芍薬）は養血扶正に、荊芥穂は疏風散寒解表に働く。防風・蘇葉を加え、荊芥穂の疏風散寒解表の作用を強化する。

## 3. 血瘀証

症状：産後に、寒けと発熱が時々起こる、悪露不下か極端に少なく・色紫暗・塊りがある。小腹疼痛、拒按。舌質紫暗・瘀点、脈弦渋。

証候分析：産後に子宮の回復が思わしくなく、悪露の排出が不暢で、瘀血が胞宮に停滞して、気機を阻害して営衛失調・陰陽失和を起こすため、

悪寒・発熱が時々起こる。気機が不暢で瘀血が内停しているため、悪露の色が紫暗で塊りがある。瘀血が胞宮・胞脈を阻滞しているため、小腹部疼痛で拒按。舌質紫暗で瘀点があり、脈弦渋は血瘀の証候である。

治法：活血化瘀

方薬：生化湯（せいかとう）『傅青主女科』加味

　　当帰 24g、川芎 9g、桃仁 6g、炮姜・炙甘草各 2g

方意：処方中、当帰は補血活血、川芎は活血行気、桃仁は活血祛瘀、炮姜は入血散寒・温経止痛、炙甘草は調和諸薬に働く。丹参・牡丹皮・益母草を加えることで、活血化瘀の働きを強化する。瘀血がなくなると悪寒・発熱も自然に消滅する。

## 4. 血虚証

症状：産後に微熱がつづき、腹痛、喜按。悪露量多か少・色淡・質稀薄。自汗、眩暈、心悸。舌質淡・舌苔薄白、脈細数。

証候分析：出産時や産後に津血を消耗し、陰が陽を収斂（しゅうれん）できず虚陽が外に浮揚するため微熱がつづき、自汗がある。血虚で胞脈を養えないため腹痛・喜按がある。血に従い気も消耗して、衝脈・任脈を固摂できないため、悪露の量が多く、血虚で衝任不足となると量少となる。血虚で心神と脳を養えず、めまい、心悸が起こる。舌質淡・舌苔薄白、脈細は血虚の証候である。

治法：養血益気、和営退熱

方薬：補中益気湯（ほちゅうえききとう）『脾胃論』加味

　　黄耆 15～30g、人参・白朮・当帰各 9g、陳皮・炙甘草各 6g、

　　柴胡・升麻各 3g

方意：本処方の意義は『黄帝内経』に「過労の者は之を温め、虚損した者は之を益す」とあり、補中益気湯には甘温除熱の働きがあり、黄耆は益気・昇発陽気に、人参・白朮・炙甘草は健脾益気に、陳皮は理気醒脾に、柴胡は疏達肝気・昇発に、升麻は昇挙脾陽に、当帰は補血に働く。地骨皮を加え甘寒清熱をはかり、全体で補血益気・和営退熱の効能をもつ。

## 2　産後腹痛

### 定義

　産後腹痛とは、産褥期に子宮が収縮することにより小腹痛が引き起こされることである。中でも瘀血が原因のものを特に「児枕痛(じちんつう)」ともいう。初産の後によくみられる。一般的には1～3日間で緩和されるが、腹痛がひどい場合は治療が必要となる。

### 病因病機

　本病の主な病機は気血運行の不暢による「**不栄則痛**」と「**不通則痛**」である。妊娠期は、子宮の中は「蔵して瀉せず」の状態で精血を貯蔵して胎児を濡養するので、胎児は次第に成長・発育して子宮の中の貯蔵も極を迎える。分娩後、胎児が下に降り、子宮の中は「蔵して瀉す」ため空虚な状態となり、加えて子宮の収縮に伴い「蔵して瀉す」過程の中で、気血の変化が急激になる。もし気血両虚証となれば「不栄則痛」に、瘀血による阻滞があれば「不通則痛」となる。

#### 1. 気血両虚

　もともと虚弱体質で気血が不足しており、さらに出産時や産後の出血過多で虚証が進むと、衝脈・任脈が血虚となり胞脈が失養する。あるいは血少気弱となると運行が無力となり、血行が遅滞して「不栄則痛」を引き起こす。

#### 2. 瘀滞子宮

　産後に元気が虚損し、血室が全開となった状態から不注意で寒邪を感受すると、血が寒凝する。あるいは胎盤や胎膜が子宮内に残留する。あるいは情志が不暢となり、肝気鬱結から疏泄作用が失調する。気滞では血瘀を起こしやすい。また、瘀血が内停し衝脈・任脈・子宮を瘀滞する。これらの原因で「不通則痛」を引き起こす。

# 弁証論治

　産後腹痛の弁証では、腹痛の性質、悪露の量・色・質・においの変化を中心に、兼証や舌象・脈象から虚実を弁別すべきである。小腹部に鈍痛があり、喜按、悪露の量が少なく色は淡、質が稀薄で、めまい、かすみ目、心悸、怔忡を伴い、舌質淡、脈虚細の場合は、血虚である。小腹部に脹痛があり拒按、あるいは冷痛があり喜按、温めると楽になり、悪露の量が少なく色は紫暗で塊りがあり、四肢が温まらない、舌質暗で脈沈緊か弦渋の場合は、血瘀である。

　治療では、**補虚化瘀・調暢気血**を中心に、虚証では補い調整する、実証では通じて調整することで、気を充たして血を暢やかにし、胞脈を通せば腹痛は消えていく。臨床では、産後は多虚多瘀になりやすいため、強く滋補するものを使いすぎず、攻下剤など強いものを使用しすぎないように注意する。胞脈の気血を充実させて子宮を濡養し、気血をスムーズに巡らせて悪露を排出し、子宮の回復を促せば、腹痛は自然と消滅する。もし検査で胎盤や胎膜の残留物が見つかった場合は、速やかに内容物の切除手術を行うほうがよい。

## 1. 気血両虚証

　症状：産後、小腹部隠痛が数日間止まらない、喜按喜揉（押されることと揉まれることを好む）。悪露量少・色淡紅・質稀薄で塊りはない。顔色蒼白、眩暈、かすみ目、心悸、便秘。舌質淡・舌苔薄白、脈細弱。

　証候分析：衝脈は血の海で、任脈は胞胎を主る。もともと気血不足があり、出産によりさらに気血を消耗して衝脈・任脈が血虚となり、子宮を養えないため「不栄則痛」となったり、あるいは血少気弱から運行が無力となり、血行が遅滞するため小腹部の隠痛が数日間止まらず、喜按喜揉がある。営血の虧虚から衝脈・任脈の血が減少するため、悪露の量が少なく、色は淡紅、質は稀薄で塊りはない。津血が虧虚となり、腸道が濡養作用を失調するため、便秘となる。顔色蒼白、めまい、かすみ目、心悸、舌質淡・舌苔薄白、脈細弱は血虚の証候である。

　治法：補血益気、緩急止痛

　方薬：腸寧湯『傅青主女科』あるいは当帰生姜羊肉湯『金匱要略』

　　　　腸寧湯：当帰・熟地黄各 30g、人参・麦門冬・阿膠・山薬各 9g、
　　　　　　　　続断 6g、甘草 3g、肉桂 0.6g
　　　　当帰生姜羊肉湯：当帰 60g、生姜 120g、羊肉 250g
　方意：腸寧湯の当帰・阿膠は養血滋陰に、熟地黄・麦門冬は滋陰潤燥に、人参・
　　　　山薬・甘草は益気健脾に、続断は補腎養肝に、肉桂は温通血脈に働く。
　　　　当帰生姜羊肉湯の当帰は補血活血に、生姜は散寒に、羊肉は補血温潤に
　　　　働く。

### 2. 瘀滞子宮証

　症状：小腹部の疼痛で拒按、温めると痛みは緩和される。悪露量少ですっきり
　　　　出ない・色紫暗で塊りがある。顔色青白、四肢不温があり、胸脇脹痛を
　　　　伴う。舌質紫暗、脈沈緊・弦渋。
　証候分析：産後は全身の血脈が空虚となり、血室（子宮）が全開となって、寒邪
　　　　　　が侵入しやすく、寒凝血瘀となる。あるいは胎盤などが残留したり、
　　　　　　情志の失調により肝気鬱滞から血行不暢となり、衝脈・任脈を瘀滞
　　　　　　して胞脈が通じず、瘀血が子宮に残るため、小腹部の疼痛で拒按と
　　　　　　なる。血は温めると巡るため、温めると痛みは緩和される。血行不
　　　　　　暢のため気滞血瘀で悪露の量は少ないか下に降りずすっきり出ない。
　　　　　　悪露の色は紫暗で塊りがあり、血塊が排出されれば瘀滞も緩解する
　　　　　　ため、次第に腹痛は軽減する。顔色が青白、四肢不温があり、胸脇
　　　　　　脹痛、舌質紫暗、脈沈緊・弦渋は寒凝、あるいは気滞血瘀による瘀
　　　　　　滞子宮の証候である。
　治法：活血化瘀、温経止痛
　方薬：生化湯『傅青主女科』
　　　　　せいかとう
　　　　当帰 24g、川芎 9g、桃仁 6g、炮姜・炙甘草各 2g
　方意：処方中、当帰は補血活血、川芎は活血行気、桃仁は活血祛瘀、炮姜は散
　　　　寒温経止痛、炙甘草は調和諸薬に働く。全体で養血温中、祛瘀止痛、補
　　　　虚化瘀の効能があり、攻めの中にも中焦を補い、化瘀血と生新血の効果
　　　　で血行を流通させる。通じれば痛みは止まる。

# 3 産後悪露不絶

## 定義

産後悪露不絶とは、産褥期に陰道から排出される血性悪露を10日以上排出しつづけることをいう。「悪露不尽」ともいう。通常は、産後3～4日以内で血性悪露は陰道から排出される。

## 病因病機

本病の主な病機は衝脈・任脈の気血運行失調である。悪露は血を化してできたもので、血の源は臓腑であり、衝脈・任脈に注がれている。臓腑が病となると衝脈・任脈も病となり、悪露不絶となる。

### 1. 気虚

もともと虚弱体質で正気が不足しており、出産で気血を消耗してしまう、あるいは産後しっかり養生せずに仕事を始めるなどすると、労倦により脾を傷め、気虚下陥となる。これらの原因で衝脈・任脈が固摂できず、気虚により摂血できなくなり悪露不絶となる。

### 2. 血熱

陰虚体質で、さらに出産時に陰血を失ってしまい虚熱が生じる。また産後、辛熱温燥のものを過食し、あるいは熱邪を感受し、あるいは情志の抑鬱により肝鬱が化熱にするなどにより、それらが衝脈・任脈に影響し、熱邪の侵入を許し悪露不絶となる。

### 3. 血瘀

産後に胞脈が空虚となり、そこへ寒邪が虚に乗じて侵入し、寒は凝滞の性質をもつため、血脈が阻滞して血瘀を形成する。また、七情が鬱結して、気滞により気機が阻滞し血瘀を形成する。あるいは出産により瘀血ができ、胞衣胎膜などが

体内に残留し、血瘀が衝脈・任脈を阻滞すると、新血が安定せず、血は経脈に帰れなくなるため悪露不絶となる。

## 弁証論治

　本病の弁証論治にはまず悪露の量・色・質・においなどから寒・熱・虚・実を弁別する。悪露の量が多く、質が稀薄で、においのないものは気虚に属する。色が紫暗で、血塊があり、小腹痛があるものは血瘀に属する。色が紅か深紅で、質が粘稠、においのあるものは血熱に属する。治療には、「虚であれば之を補い、熱であれば之を清し、瘀であれば之を化す」を原則として、証に合わせて止血薬を加え、標本同治（標本兼治）をはかる。

### 1. 気虚証

症状：悪露が止まらない・量多・色薄・質稀薄・無臭。顔色白、疲れ、懶言、四肢の無力感、小腹部の空墜感、舌質淡・舌苔薄白、脈細弱。

証候分析：気虚により衝脈・任脈、また子宮を固摂できず、悪露が止まらず量が多い。気虚であれば陽気が不振となり、血の温煦作用が失調して、色が薄く質が稀薄で無臭となる。気虚で清陽を昇発できないため顔色白となる。中陽不振のために疲れ、懶言、四肢の無力感がある。気虚下陥のため、小腹部の空墜感がある。舌質淡・舌苔薄白、脈細弱は気虚の証候である。

治法：補気摂血固衝

方薬：補中益気湯『脾胃論』加味

　　　黄耆15～30g、人参・白朮・当帰各9g、陳皮・炙甘草各6g、
　　　柴胡・升麻各3g

方意：補中益気湯は補益中気に、加える艾葉・阿膠は温経養血止血に、益母草は祛瘀止血に働き、全体で補気摂血の効能がある。

### 2. 血熱証

症状：悪露が止まらない・量多・色紫紅・質粘濃・悪臭。顔色潮紅、口乾、口渇。舌質紅、脈細数。

証候分析：陰虚体質で、産後の津血の消耗により虚熱が内生し、衝脈・任脈に

影響するため、悪露が止まらず、量が多く、色が紫紅、質が粘濃で、悪臭がある。虚火が上炎しているため、顔色は潮紅である。陰液不足のため、口苦・口乾がみられる。舌質紅、脈細数は血熱内擾の証候である。

治法：養陰清熱止血

方薬：保陰煎『景岳全書』加味

　　　生地黄・熟地黄・白芍各6g、山薬・続断・黄芩・黄柏各4.5g、生甘草3g

方意：処方中、生地黄・熟地黄・白芍は養血斂陰に、黄芩・黄柏は清熱瀉火・直接熱邪に、山薬・続断は補益肝腎・強固衝任に、甘草は調和諸薬に働く。もし肝鬱化熱で、悪露の量が多か少・色深紅・塊りがある、両脇の脹痛、心煩、口苦、口の乾燥、舌質紅・舌苔黄、脈弦数であれば、益母草を加え、清熱涼血をはかる。

### 3. 血瘀証

症状：悪露が止まらない・量多か少・色暗・血塊。小腹疼痛拒按、舌質紫暗・舌辺瘀点、脈沈渋。

証候分析：瘀血が衝脈・任脈・子宮を阻滞し、新血が帰経できないため、悪露が止まらず、量は多い時と少ない時があり、色が暗で、血塊がある。瘀血が経脈を阻滞するために小腹部の疼痛、拒按がある。舌質紫暗で舌辺に瘀点があり、脈沈渋は瘀血阻滞の証候である。

治法：活血化瘀止血

方薬：生化湯『傅青主女科』加味

　　　当帰24g、川芎9g、桃仁6g、炮姜・炙甘草各2g

方意：処方中、当帰は補血活血、川芎は活血行気、桃仁は活血祛瘀、炮姜は散寒温経止痛、炙甘草は調和諸薬に働き、益母草・蒲黄を加えることで祛瘀止血の効能を強化する。

# 4　産後血暈

## 定義

　産後血暈とは、産後に突然かすみ目、眩暈が発症して立っていられなくなったり、胸痞、吐気、喀痰、心煩、不安があり、ひどい場合には昏倒して人事不省となる病証を指す。気血不足の体質や、出産時の出血過多により気随血脱を起こすなどで発症する。

## 病因病機

　本病の病機は主に虚実に弁別できる。虚証では、陰血が多量に失われ、心神を養えず発症する。実証では、瘀血が上部を攻め、心神を擾して発症する。

### 1. 血虚気脱
　気血不足の体質で、出産時や産後にさらに出血過多となって、営陰が下降して気随血脱になり、心神や清竅が養われなり眩暈が起こる。

### 2. 瘀阻気閉
　出産時や産後に風寒邪を感受し、寒邪が虚に乗じて胞中に侵入し、寒凝により胞脈が凝滞して、悪露の量が少なくなると、血瘀は気逆となって突き上げ、心神や清竅に影響するために眩暈が起こる。

## 弁証論治

　本病は、眩暈の特徴、悪露の量の多さなどによって虚実を弁別する。虚証は脱証であり、悪露の量が多く、顔色は蒼白で、心悸があり、ひどいと昏睡、眼閉口開（目を閉じて口は開く。血虚気脱の症状）、四肢の冷えなどを伴い、発症は一般的には産後の大出血による。実証は閉証であり、悪露の量は少なく、顔色は紫暗で、胸腹部の脹痛、昏睡、口噤（口を固く閉じる）、両手をぐっと握るなどを伴う。臨床では

検査を併せて行い、病因を明確にして処置を行うべきである。

1. 血虚気脱証

   症状：出産時もしくは産後の出血過多により突然眩暈が起きる。顔面蒼白、心悸、ひどいと突然昏倒して人事不省になる。眼閉口開、四肢の冷え、冷汗。舌質淡・舌苔光鏡、脈微欲絶・浮大虚。

   証候分析：出産時か産後の失血過多で心を養えなくなり、突然の眩暈、心悸があり、ひどいと突然昏倒して人事不省となる。血虚のため眼を養えず眼閉口開となる。血に従い気も失調するため、陽気が四肢に達せず、四肢が冷たい。営陰が虚脱して陰が内を守れず、虚陽が浮揚するため冷汗が止まらない。舌質淡で舌苔なし、脈微欲絶あるいは浮大で虚は血虚気脱の証候である。

   治法：益気固脱

   方薬：参附湯（じんぶとう）『校注婦人良方』

   　　人参 12g、附子 9g

   方意：処方中、人参は大補元気・固脱生津に、附子は温裏散寒・回陽救逆に働く。

2. 瘀阻気閉証

   症状：産後に悪露不下・量少。突然眩暈と目のかすみに襲われ立っていられない。陣発性少腹疼痛、拒按、呼吸が荒い・気喘。ひどいと昏倒して人事不省となり、両手握拳・歯をきつく噛み締める。顔色青紫、唇紫暗。舌質紫暗、脈渋。

   証候分析：出産時に寒邪を感受し、気血が凝滞して悪露が排泄できなかったり、または量が少ない。寒凝で血が滞り、瘀血が阻滞するため少腹痛があり拒按。敗血が停留して気機が不暢となるため心肺を侵し、呼吸が荒く気喘がある。ひどいと卒倒して人事不省となる。瘀血が経絡を阻滞するため、両手を強く握りしめ歯をきつく噛み締める。顔色は青紫色、唇は紫暗、舌質紫暗、脈渋は血瘀気滞の証候である。

   治法：行血逐瘀

   方薬：奪命散（だつめいさん）『婦人大全良方』加味

   　　没薬・血竭 各等分

   方意：処方中、没薬・血竭は活血理気・逐瘀止痛に働く。当帰・川芎を加え、活血行瘀をはかる。

# 5 缺乳

## 定義

缺乳(けつにゅう)とは、産後授乳期内に、母乳が極端に少なくなったり全くなくなる場合をいう。「産後乳汁不足」とも呼ばれる。

## 病因病機

缺乳の主な病機は、乳汁の生化不足か、乳絡の不暢である。主な病因は気血虚弱、肝鬱気滞、痰濁阻滞である。

### 1. 気血虚弱

乳汁は血から作られるため、気血虧虚の体質だったり、脾胃が弱く気血生化が不足したり、また出産によって出血過多となったりすると、気血の虧虚がさらに進み、乳汁を作る原料が欠乏し、母乳が極端に少なくなったり全くなくなったりする。

### 2. 肝鬱気滞

抑鬱な性格だったり、産後に情志を失調したりすると肝の条達作用が失調し、気機が不暢となり、乳脈が不通で乳汁の運行が不調となり、その結果無乳となる。

### 3. 痰濁阻滞

肥満体質で痰湿が内生している、あるいは産後に脂っこいものや味の濃いものの過食で脾の運化作用を失調し、湿が集まって痰となり、痰気が乳脈絡を阻滞する。あるいは「太っている人は気虚で痰湿がとどまりやすい体質」で、気虚のため行乳無力となり、さらに痰が乳絡を阻滞するため、缺乳が発症する。

## 弁証論治

　本病は乳汁の質が稀薄であるか粘稠であるか、乳房の脹痛の有無、舌象・脈象、その他の症状を分析して虚実を弁別する。乳汁が極端に少なく質は稀薄で、乳房は柔軟な場合は気血虚弱であるが、乳汁が粘稠、胸脇脹満があり、乳房が硬く脹れて痛むものは肝鬱気滞である。

　治療では、『傅青主女科』に「全ては気であり、血ではない」とあるように、缺乳は気虚・気滞と関わることが多いので、理気が重要である。臨床では調理気血・通絡下乳が中心となる。同時に産婦には正確な授乳を指導し、十分に休養と営養、水分を摂らせなければならない。

### 1. 気血虚弱証

症状：産後乳汁が少ないか全く出ない・質稀薄。乳房が軟らかく張りがない。顔色に艶がない、倦怠感、無力感。舌質淡・舌苔薄白、脈細弱。

証候分析：気血虚弱で、乳汁の原料が不足して作れないため、乳汁が少ないか全く出ないで質は稀薄。乳汁が充たされないため、乳房が軟らかく張りがない。気虚血少で頭部や四肢を養えないため顔色に艶がない、倦怠感・無力感がある。舌質淡・舌苔薄白、脈細弱は気血虚弱の証候である。

治法：補気養血、佐として通乳

方薬：通乳丹『傅青主女科』

　　人参・生黄耆各30g、当帰60g、麦門冬15g、木通・桔梗各0.9g、
　　七孔猪蹄2個

方意：処方中、人参・生黄耆は補気に、当帰・麦門冬・猪蹄は養血滋陰に、木通・桔梗は利気通脈に働き、全体で補気養血・疏経通絡の効能がある。七孔猪蹄とは、豚の前足の内側に並んだ7つの小さい穴のある豚足のことで、通脈下乳の働きがあるといわれている。

### 2. 肝鬱気滞証

症状：産後乳汁の分泌が少なくひどいと全く出ない。乳房は張って硬く痛む。乳汁質は粘稠。胸脇脹満、抑鬱状態、食欲不振。舌苔薄黄、脈弦か弦滑。

証候分析：情志が鬱結し、肝気が滞り気機が不暢となって乳絡を阻滞するため、

乳汁の分泌が少なく、ひどいと全く出ない。乳汁が壅滞し運行が阻害されるため乳房は張って硬くて痛み、乳汁の質は粘稠である。胸脇は肝経が分布し、肝気鬱結で疏泄が不利となり、気機が不暢で胸脇部の脹満があり、肝経の気滞が脾胃に影響するため食欲不振を伴う。舌質は正常で、舌苔薄黄、脈弦か弦滑は肝鬱気滞の証候である。

治法：疏肝解鬱、通絡下乳

方薬：下乳湧泉散『清太医院配方』

当帰・川芎・天花粉・白芍・生地黄・柴胡各30g、

青皮・漏芦・桔梗・木通・白芷・通草各15g、穿山甲45g、

王不留行90g、甘草7.5g

方意：処方中、当帰・川芎・白芍は補血養血行血に、天花粉・生地黄は補血滋陰に、柴胡・青皮は疏肝散結に、白芷は陽明に入り芳香の性質は散風通竅に働く。桔梗・木通・通草は理気通絡に、漏芦・穿山甲・王不留行は行通絡下乳に、甘草は調和脾胃に働く。

### 3. 痰濁阻滞証

症状：後乳汁が少ないか全く出ない。乳房は大きくなり垂れて張りがない。また太っていて胸痞・痰多・食欲があり、消化不良、軟便。舌質淡・舌体胖大・舌苔膩、脈沈細。

証候分析：もともと脾虚の体質で、肥甘で味の濃いものの過食などで脾を傷め、脾虚で気弱となると行乳無力となる、あるいは脾虚により運化作用が失調して痰が生まれ、痰が乳絡を阻滞するため乳汁が少なく、あるいは全く出ない。胸の痞え感があり、消化不良。舌質淡で胖大・舌苔膩、脈沈細は痰濁阻滞の証候である。

治法：健脾化痰通乳

方薬：蒼附導痰丸『葉天士女科診治秘方』合漏芦散『済陰綱目』

蒼附導痰丸：蒼朮・香附子各100g、陳皮・茯苓各75g、

胆南星・枳殻・半夏・神曲・甘草各50g

漏芦散：漏芦75g、蛇蛻（炙）10本、瓜蔞10個

方意：処方中、二陳湯（半夏・陳皮・茯苓・甘草）は化痰燥湿・和胃健脾に、蒼朮は燥湿健脾に、香附子・枳殻は理気行滞に、胆南星は燥湿化痰に、神曲は健脾和胃に働く。両処方を合わせて化痰通乳の効能を強化している。

# 第5章のポイント

■産後発熱

1. 定義
2. 産褥期とは
3. 病因病機：①感染邪毒　②外感　③血瘀　④血虚
4. 弁証論治

    1）感染邪毒証の症状・治法：清熱解毒・涼血化瘀
    　　　　　　　　　　　方薬：五味消毒飲合失笑散
    2）外感証の症状・治法：養血祛風・疏解表邪　方薬：荊穂四物湯
    3）血瘀証の症状・治法：活血化瘀　方薬：生化湯
    4）血虚証の症状・治法：養血益気・和営退熱　方薬：補中益気湯

■産後腹痛

1. 定義
2. 病因病機：①気血両虚　②瘀滞子宮
3. 弁証論治

    1）産後腹痛の弁証では、腹痛の性質・悪露の量・色・質・においの変化を中心に、兼証や舌象・脈象から虚実を弁別すべきである。
    2）気血両虚証の症状・治法：補血益気・緩急止痛
    　　　　　　　　　　　方薬：腸寧湯あるいは当帰生姜羊肉湯
    3）瘀滞子宮証の症状・治法：活血化瘀・温経止痛　方薬：生化湯

■産後悪露不絶

1. 定義
2. 病因病機：①気虚　②血熱　③血瘀
3. 弁証論治

    1）気虚証の症状・治法：補気摂血固衝　方薬：補中益気湯
    2）血熱証の症状・治法：養陰清熱止血　方薬：保陰煎
    3）血瘀証の症状・治法：活血化瘀止血　方薬：生化湯

■産後血暈
1. 定義
2. 病因病機：①血虚気脱　②瘀阻気閉
3. 弁証論治
　　1）血虚気脱の症状・治法：益気固脱　方薬：参附湯
　　2）瘀阻気閉証の症状・治法：行血逐瘀　方薬：奪命散

■缺乳
1. 定義
2. 病因病機：①気血虚弱　②肝鬱気滞　③痰濁阻滞
3. 弁証論治
　　1）気血虚弱証の症状・治法：補気養血通乳　方薬：通乳丹
　　2）肝鬱気滞証の症状・治法：疏肝解鬱・通絡下乳　方薬：下乳湧泉散
　　3）痰濁阻滞証の症状・治法：健脾化痰通乳　方薬：蒼附導痰丸合漏芦散

# 第6章 雑病 〜4 病証

# 1 不妊症

## 定義

　不妊症とは、成人の男女が結婚後同居生活を始め、避妊をしないにもかかわらず2年以上妊娠しないことを指す。

　まだ一度も妊娠したことがないものを古いいい方では「全不産」と呼び、現代医学では原発性不妊症ともいわれている。また、以前妊娠したことがあるがその後妊娠しないもの、あるいは流産後や産後3年以上妊娠しないことを「断緒」あるいは続発性不妊症と呼んでいる。男性側の生殖機能が正常で避妊措置をしておらず、女性が生殖期にあるが妊娠できない場合を不妊症としている。

　現代医学で考える妊娠の条件とは、

1. 女性の排卵が正常
2. 男性の射精が正常（精子の数、形態、活動）
3. 卵子と精子の結合ができること
4. 受精卵が着床できること

などがあげられる。これらはどの条件が充たされなくても不妊症となるため、不妊症は男性（不育症。男性の生殖不能）・女性どちらかの原因というだけではなく、男女双方の検査が必要となる。また臨床では、女性側の不妊症の原因は、排卵障害と卵管の異常が最もよくみられる。

　よくみられる不妊症の原因は、

1. 排卵障害：卵巣の発育不全・炎症・腫瘍・創傷、垂体機能の不全による無排卵。
2. 精子の生成不良：睾丸の発育不全・炎症・損傷・手術による摘出・放射線治療の後遺症など。
3. 結合障害：輸精管や輸卵管の閉鎖・炎症・畸形
4. 着床障害：子宮内膜の炎症・腫瘍、内分泌異常による子宮内膜の発育不良
5. 全身症状：ストレス、栄養不良、内分泌疾病、結核、炎症など。

# 病因病機

腎は生殖を主り、「胞脈は腎に系なぐ」とされる。そのため腎虚が不妊症の主な原因である。さらに天癸・衝脈・任脈・胞宮の機能失調や、臓腑・気血の不和が胞脈や胞絡の機能に影響し、発症する。

## 1. 腎虚

腎は精を蔵し、精は気を化すので、腎精が化した気を腎気と呼んでいる。腎の精気の盛衰は、人体の成長・発育・生殖を主宰している。先天的な腎気不足や房室不節、慢性病や大病、習慣性の流産などは、腎気を損傷し、年齢を重ねると腎気は次第に消耗していく。腎気虚であれば、衝脈・任脈が虚衰し、精を固摂できず妊娠できない。もともと腎陽虚の体質だったり、寒湿の邪気が腎を傷めたりすると、腎陽が虧虚となり、命門が火衰して陽虚で気弱となり、子宮の発育を阻害したり、活気ある精気を触発（活溌にさせる）できず、衝脈・任脈を温煦できず妊娠できない。また腎陰虚の体質だったり、房労・多産・慢性病・出血過多などで真陰を消耗して天癸の源や衝脈・任脈・血海が空虚となる、あるいは陰虚から内熱が生まれ熱が衝脈・任脈・血海を擾すことなどにより、精を固摂できなくなり、不妊症の原因となる。

## 2. 肝気鬱結

憂鬱な性格だったり、七情の刺激で情緒不安になったり、あるいは長い間妊娠できないため情緒が塞いでしまったりすると、気機が不暢となる。これらは互いに影響しあい、肝の疏泄機能が失常して、気機鬱結となり、衝脈・任脈の気血が不和となり、妊娠できない。また肝鬱は脾を克し、脾虚になると任脈を通さず、帯脈を条達できないため、任帯脈の失調となり、妊娠できなくなる。

## 3. 瘀滞胞宮

瘀血は病理産物であり、致病要素ともなる。寒・熱・虚・実・外傷などはどれも瘀血の原因となり、衝脈・任脈・胞宮・胞脈を瘀滞して不通となると妊娠できない。また、月経後や産後に余血を出しきれなかったり、房室不節でも瘀血を形成し、瘀血が慢性化すると、癥瘕となることもある。現代医学の研究では、月経

期や子宮内膜症時の性交は、女性に抗精子抗体を作り子宮内膜異形成の原因となるため、不妊症になりやすいといわれている。

### 4. 痰湿内阻

　脾腎陽虚の体質だったり、過労や思慮過度、飲食不節などで脾を傷めたり、あるいは肝気が脾を侵したり、腎陽虚により脾を温煦できなかったりすると、脾の運化作用が失調して水湿がとどまり、さらに腎陽虚になると水湿を化気行水できず、湿が集まって痰を形成する。あるいは脂っこいものや味の濃いものを過食すると痰湿が体内に生じ、下焦、特に子宮に流れ、衝脈・任脈の気血が不調となり、妊娠できない。または痰が気機を阻滞し、気滞から血瘀となって瘀血と痰湿が結びつき、性欲に必要な気を活性化できず、不妊症となる。

## 弁証論治

　不妊症の弁証論治は、臓腑・気血・衝脈・任脈・胞宮について、寒・熱・虚・実の弁別をしていく必要がある。治療では、**温陽腎気・填精益血・調理衝任**が主となる。特に胞宮の気血を重視し、月経を調整して病因を取り除くことができれば、妊娠も可能となる。

### 1. 腎虚証

#### 1）腎気虚証

症状：不妊、月経不順、月経停止。経血量多か少・色暗。眩暈、耳鳴り、腰膝
　　　痠軟、疲労感、小便清長。舌質淡・舌苔白、脈沈細・尺脈弱。

証候分析：腎気不足で衝脈・任脈が虚衰して精を活かせないため、不妊となる。
　　　　　衝脈・任脈・血海が失調するため、月経不順、あるいは月経停止があり、経血量は多かったり少なかったりする。腎は腰の府で、腎虚のため腰・膝のだるい痛みがある。疲労感、小便清長があり、舌質が淡、舌苔が白、脈が沈細で両尺脈が弱は腎気虚の証候である。

治法：補腎益気、温陽衝任

方薬：毓麟珠（いくりんしゅ）『景岳全書』

　　　人参・白朮・茯苓・芍薬・杜仲・鹿角霜・川椒各60g、川芎・炙甘草各30g、当帰・熟地黄・菟絲子各120g

方意：処方中、菟絲子・鹿角霜・杜仲は補腎益気・填精益髄に、人参・白朮・茯苓・甘草は補気に、当帰・川芎・熟地黄・芍薬は養血に、川椒は温脈助陽に働く。

2）腎陽虚証

症状：不妊、月経後期、月経停止。経血色淡暗。性欲減退、小腹冷痛、おりものが多く質稀薄、眩暈、耳鳴り、腰膝痠軟、目の周りや顔色が暗く艶がない、唇の色が暗い。舌質淡暗・舌苔白、脈沈細・尺脈弱。

証候分析：腎陽不足で、命門が火衰し、陽気が虚弱となり、腎の温煦作用が失調するため生育の気を活性化できず、不妊となる。腎陽虧虚から天癸が充足せず、月経後期あるいは月経停止となる。先天不足で生化できず子宮の発育不良がある。陽虚で水が氾濫し、水湿が任帯脈に下注するため、おりものが多く質が稀薄である。腰膝痠軟があり、顔色が暗くてシミがあり、唇も暗く、脈沈細で尺脈が弱は腎陽虧虚の証候である。

治法：温腎暖宮、調補衝任

方薬：温胞飲（うんほういん）『傅青主女科』あるいは右帰丸（うきがん）『景岳全書』

温胞飲：巴戟天・補骨脂・菟絲子・肉桂・附子・杜仲・白朮・山薬・芡実・人参 各等分

右帰丸：熟地黄240g、山薬・菟絲子・鹿角膠・杜仲各120g、山茱萸・枸杞子・当帰各90g、肉桂60g、附子60～180g

方意：温胞飲の処方中、巴戟天・補骨脂・菟絲子は補腎助陽・除湿縮尿に、附子・肉桂・杜仲は補腎助陽・強腰に、人参・白朮は健脾除湿に、山薬・芡実は補腎化湿止帯に働く。

右帰丸の処方中、熟地黄は補真陰に、附子・肉桂は温補真陽に、枸杞子は補腎益精・養肝に、山薬は補腎益精・健脾に、山茱萸は補益肝腎に、杜仲は温補肝腎に、鹿角膠は温補真陽・填精に、菟絲子は陰陽双補・補腎益精に、当帰は養肝補血に働く。全体での温補腎陽を中心に、滋養腎陰を補佐として加える。また現代医学の研究から、右帰丸は排卵促進作用があることが証明されている。腎陽虚に右帰丸加鱉甲を選択してもよい。

3）腎陰虚証

症状：不妊、月経先期、月経後期、崩漏。経血量少色鮮紅、月経停止。身体が

痩せる、眩暈、耳鳴り、腰膝痠軟、心悸、かすみ目、不眠、多夢、五心煩熱、皮膚・陰部の乾燥。舌質紅・乾燥・舌苔少、脈細か細数。

証候分析：腎陰虧虚で精血が不足し、衝脈・任脈・血海が欠乏するため、経血量が少なく、あるいは月経停止がある。陰虚で血少のため、生育の気を活性化できず、不妊となる。陰虚から内熱が生まれると、衝脈・任脈・胞宮に熱がこもり、精を活性化できず不妊となる。熱が血を妄行する（血流を乱す）と月経先期や月経後期となり、ひどい場合は崩漏となる。腰膝痠軟、五心煩熱、舌が赤で乾燥、舌苔少、脈が細か細数は腎陰虚の証候である。

治法：滋腎養血、調補衝任

方薬：養精種玉湯（ようせいしゅぎょくとう）『傅青主女科』加味

　　　熟地黄30g、山萸肉・当帰・白芍各15g

方意：処方中、熟地黄は滋腎水で君薬、山茱萸は滋肝腎で臣薬、当帰・白芍は養血調経で佐使薬となる。臨床では、亀甲・知母・紫河車・何首烏・肉蓯蓉・菟絲子・牡丹皮などを加え、滋腎益精の効能を高め、佐として多少の制火を加えると治療効果がさらに上がる。

また、左帰丸（熟地黄240g、山萸肉・菟絲子・亀板膠・鹿角膠・枸杞子・山薬各120g、牛膝90g）を選択してもよい。左帰丸は滋補腎陰薬を多量に含み、補陽薬を配合しているため、「陽中求陰」に優れている。

あるいは腎陰虚証で不妊症の場合は、育陰湯（熟地黄・山薬・続断・桑寄生・山茱萸・海螵蛸・亀板・牡蠣・白芍・阿膠・杜仲・懐牛膝 各等分）により、滋陰補腎固衝・助孕・安胎をはかるとよい。

## 2. 肝気鬱結証

症状：不妊、月経先期、月経後期。経血量多か少・痛経。月経前に煩躁、怒りやすい、胸脇部・乳房の脹痛、精神憂鬱、ため息。舌質暗紅・舌辺瘀斑、脈弦細。

証候分析：肝気が鬱結し、気機が不暢になると疏泄作用が失調し、血海の蓄溢（ちくいつ）作用（貯蔵と排泄）が不安定になり、月経先期あるいは月経後期があり、経血量は多かったり少なかったりする。肝の条達作用が失調し、気血が不安定になり、衝脈・任脈を充たせなくなり不妊となる。肝鬱気滞により血行が不暢となり「不通則痛」のため、月経が来ると腹

痛が起こる。月経前の煩躁、怒りやすい、胸脇部および乳房の脹痛感、舌暗紅で舌辺に瘀斑があり、脈が弦細は肝気鬱結の証候である。

治法：疏肝解鬱、理血調経

方薬：開鬱種玉湯（かいうつしゅぎょくとう）『傅青主女科』

　　　白芍 30g、当帰・白朮各 15g、牡丹皮・茯苓・香附子各 9g、天花粉 6g

方意：処方中、白芍は養肝平肝に働き君薬、当帰は養血で臣薬、白朮は健脾、茯苓は健脾寧心、香附子は解鬱の要薬で、牡丹皮は瀉鬱火、天花粉は潤燥生津に働く。

3. 瘀滞胞宮証

症状：不妊、月経後期。時に経期の出血不暢、崩漏、経間期出血がみられる。痛経がありひどいと次第に痛みが悪化する。経血量多か少・色黒・血塊、塊りが出ると腹痛が楽になる。肛門の墜脹感、性交痛。舌質紫暗・舌辺瘀点、脈弦か弦細渋。

証候分析：瘀血が内停して衝脈・任脈・胞宮を阻滞するため、月経後期がみられ、精を活性化できず不妊となる。瘀血により衝脈・任脈の血行が不暢となり、「不通則痛」のため月経が来ると腹痛があり、経血色は黒で、血塊を挟み、血塊が出ると腹痛が楽になる。瘀血により胞宮の血行が阻滞し、血が帰経しないため、時に経行不暢があり、崩漏や経間期出血がみられる。舌質紫暗、あるいは舌辺に瘀血点がある、脈が弦か弦細渋は瘀滞の証候である。

治法：逐瘀蕩胞（ちくおとうほう）、調経助孕（じょよう）

方薬：少腹逐瘀湯（しょうふくちくおとう）『医林改錯』

　　　当帰・蒲黄各 9g、没薬・川芎・赤芍・五霊脂各 6g、
　　　肉桂・乾姜・延胡索各 3g、小茴香 1.5g

方意：処方中、当帰・川芎・赤芍は養血活血調経に、蒲黄・五霊脂・没薬・延胡索は化瘀止痛に、小茴香・乾姜・肉桂は温経通絡散寒に働く。

4. 痰湿内阻証

症状：不妊、月経後期、閉経。若い時期に肥満気味。おりもの多・色白・粘稠・臭くない。頭重、眩暈、心悸、胸悶、顔・眼の浮腫、顔色㿠白。舌質淡・舌体胖大・舌苔白膩、脈滑。

証候分析：脾腎が虚となると水湿が化せず、湿が集まって痰となり、痰が衝脈・任脈・胞宮を阻滞し、気機が不暢となるため、月経後期で稀にしか来ないか閉経となる。痰が衝脈・任脈を阻滞し、脂膜が子宮を壅滞するめ、不妊となる。痰が気機を阻滞し、気滞から血瘀となり、痰瘀が結びつき衝脈・任脈・胞宮を阻滞し、生育の気を活発にできなくなり不妊となる。胸の痞え感、舌質淡・舌体胖大・舌苔白膩、脈滑は痰湿内阻の証候である。

治法：燥湿化痰、理気調経

方薬：蒼附導痰丸『葉氏女科証治・調経』加味

　　　蒼朮・香附子各100g、陳皮・茯苓75g、

　　　胆南星・枳殻・半夏・神曲・炙甘草各50g

方意：処方中、二陳湯（半夏・陳皮・茯苓・炙甘草）は燥湿除痰に、蒼朮は健脾燥湿に、枳殻・香附子は行気化痰に、胆南星は清熱化痰に働く。全体で燥湿化痰を重視して標を治療する。臨床ではよく淫羊藿・巴戟天・黄耆・党参を加え、補腎健脾をはかって本を治療する。

## 2　癥瘕

### 定義

癥瘕（ちょうか）とは、女性の下腹部に結塊ができ、脹れ・痛み・膨満感・異常出血などを伴う疾病をいう。「石瘕（せきか）」とも呼んでいる。「癥」とは塊りが硬く、一定の部位に固定して動かず、揉んでも散らないもので、血分に属する。「瘕」とは塊りがあるが場所は動き、あちこちが痛くなり、揉むと散り、気分に属する。臨床では両者の区別が難しいため、合わせて癥瘕と称している。

現代医学での子宮筋腫、卵巣のう腫などに相当する。

子宮筋腫は中年女性に発病率の高い良性腫瘤である。筋肉と繊維組織でできた筋腫は球形で大きさは大小それぞれあり、多発性で、悪化することは少ない。

### 病因病機

癥瘕の発症する主な原因は、正気不足による風寒湿熱の邪気の内侵、情志の失調、房労、飲食の不節などで、これらにより臓腑の機能を失調し、気機の阻滞、瘀血、痰飲、湿濁など有形の邪気が凝滞して散らず、下腹部や胞宮に停滞し、時間が経つと次第に癥瘕を形成していくものである。

病程が長引いて正気が虚弱となると、気・血・痰・湿が相互に影響するため、気滞・血瘀・痰湿をそれぞれに兼ねたり、いずれかが偏重になったり、単独の証で現れたりと多様な証候を呈する。主要な病因病機は、気滞血瘀、痰湿瘀結、湿熱瘀阻、腎虚血瘀である。

#### 1. 気滞血瘀

抑鬱な性格だったり、情志の失調があったりすると、肝気鬱結から衝脈・任脈が阻滞し、血行が鬱滞して気血が凝滞するため塊りができる。あるいは月経期や産後に血室が全開になり、そこへ風寒の邪気が侵入し血脈が阻滞不行となり、邪気と余血が結びついて塊りとなり、日を経て大きくなると癥瘕となる。

## 2. 痰湿瘀結

　脾虚の体質で脾陽が不振だったり、あるいは飲食の不節から脾の運化作用が失調したりすると、水湿を運化できず、凝滞すると痰となり、痰濁と気血が結びついて衝脈・任脈・胞宮の気血を凝滞させ、集まって散らずに日が経つと癥瘕となる。

## 3. 湿熱瘀阻

　月経期や産後に血室が全開となり、胞脈が空虚で正気が不足しているところへ湿熱の邪気が侵入し、残っている血と結びついて衝脈・任脈・胞宮を滞留させ、湿熱瘀阻となる。これを改善できないと癥瘕が生じる。

## 4. 腎虚血瘀

　腎は精を蔵し、生殖を主る。女性の本は血で、気血の根は腎にある。そのため先天的な腎気の不足や、後天的に腎を傷めると、腎虚のために気血が瘀滞して腎虚血瘀となる。あるいは瘀血が長引くと化精の源が欠乏して腎虚血瘀となり、衝脈・任脈・胞宮を阻滞し、次第に癥瘕となっていく。

## 弁証論治

　癥瘕を治療していく場合、非手術治療が適応する癥瘕を選択し、弁証論治を行っていく。気滞血瘀証では行気活血・化瘀消癥、痰湿瘀結証では化痰除湿・化瘀消癥、湿熱瘀阻証では清熱利湿・化瘀消癥、腎虚血瘀証では補腎活血・消癥散結を行う。臨床では、新病の多くは実証で攻破法が適している。慢性病や手術後では補益気血を中心に、身体の正気の回復を目指していく。もしすでに正気が回復していても腫塊が消えない場合は、再び攻破法を中心にする。もし手術を行った後、まだ瘀滞が残っている状態で補益気血法を行う場合は、行気活血の品を補助で用い、併せて飲食を調整して食欲を増進し、脾胃機能改善に努める。

### 1. 気滞血瘀証

　症状：下腹部結塊・触れると形がわかる・痛みがある場合とない場合がある。小腹脹満。月経先後不定期・量多・血塊・色暗。抑鬱状態、胸悶、顔色が暗い、肌膚甲錯(き ふ こうさく)。舌質紫暗・瘀斑、脈沈弦渋。

　証候分析：気血が瘀滞し、衝脈・任脈・胞宮を阻滞すると下腹部の結塊ができる。

経脈気血が循行を阻害されると気機が乱れるため、小腹部の脹満、月経先後不定期があり、月経がなかなか終わらない。月経期に凝滞した血が下降するため、経血量は多く、血塊があり、血色は暗である。精神的な抑鬱感、胸悶がありすっきりしない、顔色は暗く、皮膚がガサガサして、舌質紫暗で瘀斑があり脈沈弦渋は気滞血瘀の証候である。

治法：行気活血、化瘀消癥

方薬：香稜丸『済生方』加味

  木香・丁香各15g、京三稜・枳殻・青皮・川楝子・茴香・莪朮各30g

方意：処方中、木香・丁香・茴香は温経理気・疏通絡脈に、青皮・枳殻は疏肝解鬱・行気消脹に、川楝子は行気止痛・除下焦鬱結に、莪朮は気分の血瘀を駆逐し、京三稜は中焦の阻滞を破血する。桃仁・瞿麦・八月札・海藻を加え、活血利水・軟堅消癥の効能を強化する。

## 2. 痰湿瘀結証

症状：下腹部に固定している結塊・触れると硬くない。経血量多、ダラダラと漏下がつづき、経間期のおりものが多い。胸痞、腰腹疼痛。舌体胖大・舌質紫暗・瘀斑・瘀点・舌苔白厚膩、脈弦滑沈渋。

証候分析：痰湿がとどまり、衝脈・任脈・胞宮を阻滞して血行が滞ると、痰湿と瘀血が結びつき、下腹部の結塊がみられる。痰湿が集まった結塊で、触れると硬くなく、胞宮に集まっているため部位は固定している。瘀血が気機を阻害し、血の統摂作用を失調させるため、経血量が多く、ダラダラと漏下がつづく。経間期に湿邪が下注するため、おりものが多い。痰湿・瘀血が内停し、経脈の気血循行を不利にするため、胸の痞え感、腰腹部の疼痛がみられる。舌は胖大で、色は紫暗、瘀斑・瘀点があり、舌苔は白厚膩、脈弦滑あるいは沈渋は痰湿瘀結の証候である。

治法：化痰除湿、活血消癥

方薬：蒼附導痰丸『葉天士女科診治秘方』合桂枝茯苓丸『金匱要略』

  蒼附導痰丸：蒼朮・香附子各100g、陳皮・茯苓各75g、
      胆南星・枳殻・半夏・神曲・甘草各50g

  桂枝茯苓丸：桂枝・茯苓・牡丹皮・桃仁・赤芍各9g

方意：蒼附導痰丸は化痰除湿健脾に、桂枝茯苓丸は活血化瘀に働き、両方を合わせて祛痰湿・化瘀血・通経絡・行滞気の効能があり、癥瘕に効果を発揮する。

3. 湿熱瘀阻証

症状：下腹部結塊・熱痛は強弱がある・激痛は腰まで響く。経血量多・経期延長。おりもの量多・色は膿(うみ)のような黄色か赤白。身熱、口渇、心煩、尿色濃い、便秘。舌質暗紅・瘀斑・舌苔黄、脈弦滑数。

証候分析：湿熱と残っている血が結びつき、衝脈・任脈・胞宮を瘀血が阻滞し、長引くと癥瘕となる。邪正が闘争するため病勢が一進一退して、熱痛は強弱がある。経脈が阻滞しているため、邪熱が臓腑を擾し、血を統摂できないため、経血量が多く経期延長が起こる。湿熱が下注して邪熱が薫灼し(くんしゃく)(焼灼)帯脈を損傷するため、おりものの量が多く色は膿のような黄色あるいは赤白が混じる。邪熱が停留して津液を傷めるため、身熱、口渇、心煩、便秘を伴い、尿の色が濃い。舌暗紅で瘀斑があり、舌苔黄、脈弦滑数は湿と熱の証候である。

治法：清熱利湿、化瘀消癥

方薬：大黄牡丹皮湯(だいおうぼたんぴとう)『金匱要略』加味

　　　大黄 18g、桃仁 12g、冬瓜仁 30g、芒硝・牡丹皮各 9g

方意：処方中、大黄は瀉下腸中熱毒・活血化瘀に、芒硝は軟堅散結に、牡丹皮は清熱涼血に、桃仁は破血に、冬瓜仁は清熱排膿散癰に働く。木通・茯苓を加え、清熱利湿を効能を強化する。


4. 腎虚血瘀証

症状：下腹部結塊・触ると痛みがある。経血量多か少、激しい月経痛。経血色紫暗・血塊。不妊症や流産をくり返すことがある。腰膝痠軟、眩暈、耳鳴り。舌質暗、脈弦細。

証候分析：先天的な腎気不足や房労、多産などで腎を傷め、腎気虚であれば気血瘀滞となるため、下腹部の結塊がある。腎虚から血瘀となって胞脈を阻滞し、「不通則痛」のため、痛経、不妊症、流産などが起こる。腰は腎の府で、腎は耳に開竅するため、腎虚では腰膝痠軟、眩暈、耳鳴がみられ、舌質は暗で脈弦細である。

治法：補腎活血、消癥散結

方薬：益腎調経湯『中医婦科治療学』

　　　杜仲・続断・熟地黄・白芍（炒）・焦艾葉・巴戟天・烏薬各9g、

　　　当帰6g、益母草12g

方意：処方中、巴戟天・杜仲・続断は補腎壮腰・強筋止痛に、烏薬は温腎散寒に、艾葉は温経暖宮に、当帰・熟地黄・白芍は滋陰養血に、益母草は活血調経に働く。

# 3 陰痒

## 定義

**陰痒とは外陰部または膣内に痒みがあることをいう。** 時におりものが多い症状を伴う。ひどい場合は肛門の周囲に影響し、耐えられないほど痒くなることがある。

## 病因病機

本病の病因病機は主に肝・腎・脾と関係が深い。肝の経絡は陰部に巡り、蔵血を主り、五行の木・風に通じる。腎は蔵精・生殖を主り、陰部に開竅している。脾は水湿を運化する。肝経湿熱・肝鬱脾虚によって湿熱が生じ、陰部に流れ注ぎ、蘊結する。

または、肝腎不足、精血虧損によって乾燥が起こり、「不栄則痒」（栄養が不足すると乾燥し、痒くなる）となる。

ほかにも、原虫・ばい菌・細菌などの陰虫熱毒の感染によって痒みを引き起こすことがある。

本病は、おりものと関係することも多いため、「帯下過多」の項の湿熱下注証・陰虚挟湿証（p.104）が参考になる。

### 1. 肝経湿熱

ストレスなどによって肝鬱脾虚となり、肝鬱が熱に変化し、脾虚が湿を生じて、湿熱が蘊結し痒みが出現する。

また、不清潔、多湿の環境などの素因により、湿邪が侵入したり、繁殖した原虫・ばい菌・細菌などが陰部を侵襲したりすることで、陰痒を発症する。

### 2. 肝腎陰虚

肝腎陰虚の体質や、加齢による精血虧損、慢性病などの素因で、陰血不足となり、陰部を滋養することができず、風燥邪気が生じて陰痒を発症する。

# 弁証論治

　本病は、陰部の症状と全身の症状を併せて弁証する必要がある。一般的な考え方として、湿盛の場合はおりものが多く、熱盛の場合は熱感・腫れを伴う。感染の場合は痒みがひどく、おりものが多くにおいが強い。精血虧損の場合は、膣内の乾燥、痒み、陰部皮膚の萎縮や肥厚の症状が出現する。

　治療は、肝・腎・脾を調節し、内治と外治を併せて行う。

## 1. 肝経湿熱証

症状：陰部の痒みがありひどくなると我慢ができない。おりもの多・色黄・質粘稠・悪臭。心煩、口苦、口膩、胸痞、食欲不振。舌質紅・舌苔黄膩、脈弦数。

証候分析：脾虚が湿を生じて、肝鬱が熱に変化し、湿熱が陰部へ流れ込み、痒みが生じる。また、原虫・ばい菌・細菌などが陰部を侵襲し、痒くなる。湿熱下注によって任脈と衝脈に影響を与え、おりものの諸症状が生じる。湿熱が中焦の気機を阻滞し、胃気不降を起こし、口苦、口膩、胸の痞え、食欲不振などの症状が起こる。

治法：清熱利湿、殺虫止痒

方薬：竜胆瀉肝湯『医方集解』あるいは萆薢滲湿湯『瘍科心得集』加味

　　竜胆瀉肝湯：竜胆草・柴胡・生甘草各6g、

　　　　　　　　黄芩・山梔子・車前子・木通・生地黄各9g、当帰3g

　　　　　　　　沢瀉12g

　　萆薢滲湿湯：萆薢・薏苡仁・滑石各30g、

　　　　　　　　黄柏・赤茯苓・牡丹皮・沢瀉各15g、通草6g

方意：竜胆瀉肝湯は、肝胆の実火を瀉し湿熱を清利する効能をもつ。大苦大寒の竜胆草が主薬で、上は肝胆実火を清瀉し下は湿熱を清泄する。黄芩・山梔子は瀉火清熱、沢瀉・木通・車前子は清熱利湿、柴胡は諸薬を肝胆経に引導し、生甘草は清熱と調和諸薬に働く。滋陰養血の生地黄・当帰を配合して、陰血に損傷がおよばないようにしている。

萆薢滲湿湯の処方中、萆薢は利湿祛濁で君薬、薏苡仁・赤茯苓・滑石は清熱利湿で臣薬となる。沢瀉・通草・黄柏は下焦の湿熱を清める。牡丹

皮は清熱涼血に働く。薏苡仁と加える蒼朮は健脾化湿に、同じく加える苦参・白蘚皮・鶴虱は殺虫止痒に働く。

### 2. 肝腎陰虚証

症状：陰部が乾燥し灼熱痛がある、陰部の痒みがあり夜間に激しくなる。陰部皮膚の萎縮・荒れ、色が白くなる。めまい、耳鳴り、腰膝痠軟、五心煩熱、熱感、発汗、口渇があるが飲みたくない。舌質紅・舌苔少、脈細数無力。

証候分析：肝腎陰虚によって精血が不足となり、潤すことができず乾燥し、痒みが生じる。陰虚によって陽が亢盛し、熱の症状が現れる。また精血不足で頭部を滋養することができなくなり、めまい、耳鳴りが起こる。腰は腎の府といわれ、肝腎陰虚で腰膝にだるい症状が現れる。

治法：滋陰補腎、清肝止痒

方薬：知柏地黄丸『医宗金鑑』加味

　　　熟地黄24g、山茱肉・山薬各12g、茯苓・牡丹皮・沢瀉各9g、
　　　知母・黄柏各6g

方意：知柏地黄丸は、六味地黄丸に知母・黄柏を加えたもの。六味地黄丸は肝腎陰虚を滋養する。知母・黄柏と加える山梔子は肝熱を清瀉する。加える当帰は養血祛風に働き、白蘚皮は痒みを取り除く。

# 4　臓躁

## 定義

臓躁（ぞうそう）とは、女性が感情のコントロールができず、無性に悲しくなって泣いたり笑ったりし、欠伸（あくび）が頻繁にあり、精神恍惚・鬱状態となっているものを指す。「孕悲（よう ひ）」とも呼ぶ。

「臓」とは五臓のことで、「躁」は躁擾不寧（そうじょうふねい）（煩躁や泣いたり笑ったりする症状があり、不安定な状態）を意味する。臓躁は臓陰の不足により、落ち着かずソワソワする症状である。精神的に抑鬱があり、情志が大きく乱れ、恍惚感があり、ボーッとして欠伸を頻繁にし、感情の抑制が利かなくなり発症する。

## 病因病機

臓躁は、五臓の陰液の不足による乾燥と煩躁の証候のことである。つまり、五臓失養による情志異常ととらえられる。

本病の病因病機は体質と関係が深い。性格が内向的な人、もともと抑鬱や憂鬱の傾向で、思慮の念が多い人は心を傷めやすく、さらに労倦となると脾を傷めるため、心脾両虚となり、気血生化の源が不足して臓陰が虧虚となる。月経、妊娠、出産、授乳などで精血を消耗し、五臓が濡養できないと、五志（ごし）（怒・喜・思・悲・恐）の火が内動して心神を擾すため臓躁を発症する。

## 弁証論治

本病は内傷虚証で病位は心・脾・腎。たとえ火があっても苦降のものは使わず、たとえ痰があっても温化のものは使わずに、甘潤滋養法を治療原則とする。

### 1. 陰血不足証

症状：気持ちが落ち込む、精神不振、恍惚感、心煩、夜に横になっても眠れない。発作が起きると無性に悲しく泣き叫んだり、全く話さなくなったり

と感情がコントロールできず、欠伸が頻繁にあり、ひどいと泣いたり笑ったりをくり返し止まらなくなる。口の乾燥、便秘。舌質紅か嫩紅・舌苔少、脈細弱数か弦細。

証候分析：陰血が消耗して心脾両虚となり、神を納めることができなくなり、気持ちが落ち込み、恍惚感がある。心血が不足し、神が不安定となるため、無性に悲しく泣き叫んだりする。心火が燃え上がり、情志の波動が不安定になると泣いたり笑ったりが止まらなくなる。五志の火が内動するため、イライラ、不眠がある。脾虚で疲労があれば欠伸が頻繁になる。陰津の潤いがなくなると口の乾燥感が現れ、大便も乾燥して便秘になる。舌紅・舌苔少、脈細弱は心脾両虚、陰血不足の証候である。

治法：養心安神、甘潤健脾

方薬：甘麦大棗湯『金匱要略』
かんばくたいそうとう

　　　炙甘草 9g、小麦 18g、大棗 6g

方意：甘草の性味は甘平で帰経は脾、補中緩急・清瀉心火（生甘草）の効能がある。小麦は清熱除煩・養心安神に、大棗は養血安神・生津潤肺除燥に働き、全体で養血生津・安心神・補肺脾・緩躁止悲の効能がある。

# 第6章のポイント

■不妊症

1. 定義
2. 病因病機：①腎虚　②肝気鬱結　③瘀滞胞宮　④痰湿内阻
3. 弁証論治

    1）腎虚証

      ①腎気虚証の症状・治法：補腎益気・温陽衝任　方薬：毓麟珠

      ②腎陽虚の症状・治法：温腎暖宮・調補衝任

      　　　　方薬：温胞飲あるいは右帰丸

      ③腎陰虚証の症状・治法：滋腎養血・調補衝任　方薬：養精種玉湯

    2）肝気鬱結証の症状・治法：疏肝解鬱・理血調経　方薬：開鬱種玉湯

    3）瘀滞胞宮証の症状・治法：逐瘀蕩胞・調経助孕　方薬：少腹逐瘀湯

    4）痰湿内阻証の症状・治法：燥湿化痰、理気調経　方薬：蒼附導痰丸

    5）左帰丸は陽中求陰に優れる。

    6）育陰湯により滋陰補腎固衝・助孕・安胎をはかる。

■癥瘕

1. 定義
2. 病因病機：①気滞血瘀　②痰湿瘀結　③湿熱瘀阻　④腎虚血瘀
3. 弁証論治

    1）気滞血瘀証の症状・治法：行気活血・化瘀消癥　方薬：香棱丸

    2）痰湿瘀結証の症状・治法：化痰除湿・活血消癥

      　　　　方薬：蒼附導痰丸合桂枝茯苓丸

    3）湿熱瘀阻証の症状・治法：清熱利湿・化瘀消癥　方薬：大黄牡丹皮湯

    4）腎虚血瘀証の症状・治法：補腎活血・消癥散結　方薬：益腎調経湯

■陰痒

1. 定義
2. 病因病機：①肝経湿熱　②肝腎陰虚

3. 弁証論治

   1）肝経湿熱証の症状・治法：清熱利湿・殺虫止痒

   　　　　　　　　　　方薬：竜胆瀉肝湯あるいは萆薢滲湿湯

   2）肝腎陰虚証の症状・治法：滋陰補腎・清肝止痒　方薬：知柏地黄丸

■臓躁

1. 定義

2. 病因病機：①五臓失養による情志異常

3. 弁証論治

   1）内傷虚証で病位は心・脾・腎。甘潤滋養法が治療原則。

   　治法：養心安神・甘潤健脾　方薬：甘麦大棗湯

## 主編者プロフィール

### 辰巳 洋（たつみ なみ）

医学博士．
1975年北京中医学院（現・北京中医薬大学）卒業．主治医師・医学誌編集者．
1989年来日．総合病院漢方相談，専門学校中医学講師，東洋学術出版社編集協力などを経る．

| | |
|---|---|
| 本草薬膳学院学院長，日本国際薬膳師会会長 | |
| 順天堂大学国際教養学部国際教養学科 | 非常勤講師 |
| 中国・河南中医薬大学 | 兼職教授 |
| 中国薬膳研究会（北京）国際薬膳師資格認定 | 審査員・常務理事 |
| 世界中医薬学会連合会（本部北京） | 主席団執行委員 |

〈主な著書〉
『薬膳は健康を守る』健友館（2001年）
『用果蔬去除您肝臓的脂肪』中国・人民軍医出版社（2005年）共著
『薬膳茶』文芸社（2006年）共著
『冬季進補与養生康復』中国・人民軍医出版社（2006年）共著
『薬膳素材辞典』源草社（2006年）主編
『薬膳の基本』緑書房（2008年）
『実用中医薬膳学』東洋学術出版社（2008年）
『実用中医学』源草社（2009年）
『一語でわかる中医用語辞典』源草社（2009年）主編
『こども薬膳』緑書房（2010年）
『東洋医学のすべてがわかる本』ナツメ社（2011年）薬膳監修
『防がん抗がんの薬膳』源草社（2012年）
『薬膳お菓子』緑書房（2012年）共著
『東洋医学の教科書』ナツメ社（2014年）薬膳監修
『日常調理 膳食与功能茶飲』〈『薬膳の基本』中国語版〉人民東方出版傳媒東方出版社（2014年）
『1～6歳 功能性膳食調理』〈『こども薬膳』中国語版〉人民東方出版傳媒東方出版社（2014年）
『家庭で楽しむ薬膳レシピ』緑書房（2014年）監修
『体質改善のための薬膳』緑書房（2015年）監修
『新読むサプリ』〈24冊薬膳レシピシリーズ〉ウィズネット（2015年）監修
『実用体質薬膳学』東洋学術出版社（2016年）
『薬膳茶のすべて』緑書房（2017年）
『早わかり薬膳素材』源草社（2017年）主編
『女性のための薬膳レシピ』緑書房（2017年）
中医学教科書シリーズ①『中医臨床基礎学』源草社（2018年）主編
中医学教科書シリーズ②『中医婦人科学』源草社（2018年）主編
『季節の薬膳』緑書房（2018年）監修
中医学教科書シリーズ③『中医小児科学』源草社（2018年）主編
中医学教科書シリーズ④『中医外科学』源草社（2020年）主編
中医学教科書シリーズ⑤『方剤学』源草社（2021年）主編
『改訂新版 薬膳素材辞典』源草社（2022年）主編
中医学教科書シリーズ⑥『中医内科学』源草社（2021年）主編
『医在厨房』東洋学術出版社（2022年）
『日々の薬膳 いつもの献立を中医学でチェック』源草社（2024年）共著

---

中医学教科書シリーズ② **中医婦人科学**

2018年4月5日　第一刷発行
2025年2月5日　第二刷発行
主編者　辰巳　洋
発行人　吉田幹治
発行所　有限会社 源草社

東京都千代田区神田神保町1-64 神保町ビル301 〒101-0051
TEL：03-5282-3540　FAX：03-5282-3541
URL：http://gensosha.net/　e-mail：info@gensosha.net

装丁：岩田菜穂子
印刷：株式会社上野印刷所
乱丁・落丁本はお取り替えいたします．

©Nami Tatsumi, 2018 Printed in Japan ISBN978-4-907892-16-6　C3047

JCOPY　＜（社）出版者著作権管理機構 委託出版物＞
本書の無断複写は著作権法上での例外を除き禁じられています．複写される場合は，そのつど事前に，（社）出版者著作権管理機構（電話03-3513-6969，FAX03-3513-6979，e-mail:info@jcopy.or.jp）の許諾を得てください．